Handelen bij hypertensie

Handelen bij hypertensie

dr. B.J.H. van den Born
J.J. Potkamp
dr. G.A. van Montfrans

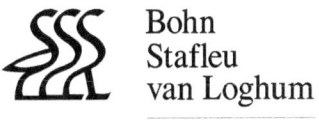

Houten 2010

© 2010 Bohn Stafleu van Loghum, onderdeel van Springer Media
Alle rechten voorbehouden. Niets uit deze uitgave mag worden verveelvoudigd, opgeslagen in een geautomatiseerd gegevensbestand, of openbaar gemaakt, in enige vorm of op enige wijze, hetzij elektronisch, mechanisch, door fotokopieën of opnamen, hetzij op enige andere manier, zonder voorafgaande schriftelijke toestemming van de uitgever.

Voor zover het maken van kopieën uit deze uitgave is toegestaan op grond van artikel 16b Auteurswet j° het Besluit van 20 juni 1974, Stb. 351, zoals gewijzigd bij Besluit van 23 augustus 1985, Stb. 471 en artikel 17 Auteurswet, dient men de daarvoor wettelijk verschuldigde vergoedingen te voldoen aan de Stichting Reprorecht (Postbus 3051, 2130 KB Hoofddorp). Voor het overnemen van (een) gedeelte(n) uit deze uitgave in bloemlezingen, readers en andere compilatiewerken (artikel 16 Auteurswet) dient men zich tot de uitgever te wenden.

Samensteller(s) en uitgever zijn zich volledig bewust van hun taak een betrouwbare uitgave te verzorgen. Niettemin kunnen zij geen aansprakelijkheid aanvaarden voor drukfouten en andere onjuistheden die eventueel in deze uitgave voorkomen.

ISBN 978 90 313 7371 0
NUR 870/871

Ontwerp omslag: TEFF (www.teff.nl)
Ontwerp binnenwerk: Studio Bassa, Culemborg
Automatische opmaak: Cross Media Solutions - Ten Brink, Alphen aan den Rijn

Bohn Stafleu van Loghum
Het Spoor 2
Postbus 246
3990 GA Houten

www.bsl.nl

Inhoud

Over de auteurs 9

Woord vooraf 11

1	**Hypertensie: definitie en achtergronden**	13
1.1	Hoe wordt de bloeddruk geregeld?	13
1.2	Systolische en diastolische bloeddruk	22
1.3	Wat is hypertensie?	24
1.4	Wat zijn de oorzaken van hypertensie?	27
1.5	Hoe vaak komt hypertensie voor?	28
1.6	Wat zijn de gevolgen van hypertensie?	29
1.7	Wat is het nut van bloeddrukverlaging?	39
2	**Het meten van de bloeddruk**	42
2.1	Bloeddrukmeting	42
2.2	Bloeddrukvariabiliteit	44
2.3	Handmatige (of auscultatoire) bloeddrukmeting	50
2.4	Automatische (of oscillometrische) bloeddrukmeting	53
2.5	Bloeddrukmeting thuis	54
2.6	Ambulante of 24 uurs bloeddrukmeting	67
2.7	Bloeddrukmeting tijdens de zwangerschap	85
2.8	Bloeddrukmeting bij hartritmestoornissen	85
3	**Hypertensie in de praktijk**	88
3.1	De richtlijn *Cardiovasculair risicomanagement*	88
3.2	Wie komt in aanmerking voor bloeddrukmeting?	89
3.3	Wanneer is er sprake van hypertensie?	92
3.4	De patiënt met hypertensie	93
3.5	Het schatten van het cardiovasculaire risico	99
3.6	Casuïstiek	105

4	**De behandeling van hypertensie**	**109**
4.1	Het beleid bij de patiënt met hypertensie	109
4.2	Leefstijladviezen	114
4.3	Medicamenteuze behandeling	123
4.4	Vervolgafspraken	136
4.5	Therapietrouw	139
4.6	Begeleiding van patiënten gericht op gedragsverandering en -behoud	140
4.7	Casuïstiek	154
5	**Behandeling van specifieke groepen: casuïstiek**	**157**
5.1	Hypertensie in de zwangerschap	157
5.2	Een oudere patiënt met hypertensie	158
5.3	Een patiënt met diabetes mellitus en hypertensie	160
6	**De rol van de praktijkondersteuner**	**163**
6.1	Algemeen	163
6.2	Diagnostiek	169
6.3	Casuïstiek	170
	Samenvatting aanbevelingen bij de risicotabel van de richtlijn Cardiovasculair risicomanagement	172
6.4	Behandeling	174

Literatuur 191

Uitwerking casuïstiek 197

Bijlage 1 Overzicht belangrijkste antihypertensiva 212

Bijlage 2 Instructie 24 uurs bloeddrukmeting 217
Instructie 24 uurs ambulante bloeddrukmeting (ABPM) 217

Bijlage 3 Thuis bloeddruk meten 220
Het meten van de bloeddruk 220
Medicatielijst 221
Dagboek 221
Het inleveren van de meter 221

Adviesraad 224

Register 225

Over de auteurs

Bert-Jan van den Born is werkzaam als internist-vasculair geneeskundige in het Academisch Medisch Centrum in Amsterdam waar hij zich bezig houdt met de zorg voor patiënten met hypertensie en betrokken is bij het geven van onderwijs. Tijdens zijn opleiding promoveerde hij op de epidemiologie en pathofysiologie van maligne hypertensie. Momenteel verricht hij, samen met een groep enthousiaste PhD-studenten, onderzoek naar de pathofysiologie en behandeling van hypertensie in bijzondere patiëntengroepen. Hij heeft verschillende artikelen gepubliceerd in nationale en internationale tijdschriften en is lid van de richtlijnencommissie van de Nederlandse Internisten Vereniging.

Gert van Montfrans is als internist verbonden aan het Academisch Medisch Centrum in Amsterdam, en sinds kort ook aan het Cardiologie Centrum Amsterdam. 'Hypertensie' in al zijn facetten – ontstaan, verspreiding en behandeling – is ruim dertig jaar zijn aandachtsgebied. Hij was betrokken bij verschillende hypertensierichtlijnen, is frequent betrokken bij nascholingen en nationale- en internationale onderzoeken, en is lid van werkgroepen van de WHO en de Europese hypertensievereniging. Recent startte hij een aantal hypertensieprojecten samen met de Anton de Kom Universiteit in Paramaribo. Hij is auteur of co-auteur van ruim 140 wetenschappelijke artikelen.

Jacolien Potkamp is sinds 2001 werkzaam in de huisartsenzorg. Eerst als doktersassistente en sinds 2004 als praktijkondersteuner. Sinds 2002 werkt zij in huisartsenpraktijk 'de Hof van Blom' te Hattem. Ze verricht in de praktijk spreekuren op het gebied van Astma-COPD en CVRM. Daarnaast zijn administratieve taken ook onderdeel van haar takenpakket. Naast deze dagelijkse werkzaamheden is zij sinds 2008 redactielid van het Tijdschrift voor Praktijkondersteuning.

Anderen die meewerkten aan de totstandkoming van het boek:
Ilse Mesters, universitair hoofddocent
Capaciteitsgroep Gezondheidsbevordering, onderzoeksschool CAPHRI, Maastricht
Eric Moll van Charante, huisarts
Afdeling huisartsgeneeskunde, Academisch Medisch Centrum, Amsterdam
Mary Nicolaou, diëtist
Afdeling sociale geneeskunde, Academisch Medisch Centrum, Amsterdam

Woord vooraf

Begeleiding en behandeling van patiënten met hypertensie is dagelijks werk voor de huisarts: een op de vier volwassenen, en de helft van alle mensen ouder dan 60 jaar, heeft een te hoge bloeddruk. Samen met een verhoogd cholesterol en roken is hypertensie verantwoordelijk voor 80% van alle hart- en vaatziekten. Het meten van de bloeddruk is dan ook een van de meest voorkomende handelingen in de huisartsenpraktijk. Bètablokkers en plaspillen behoren tot de meest voorgeschreven geneesmiddelen in Nederland. Toch blijken veel patiënten die voor bloeddrukbehandeling in aanmerking komen niet goed ingesteld. Het doel van deze praktische leidraad is een handvat te bieden om patiënten met hypertensie te identificeren, te behandelen en te controleren. Gelukkig staat de huisarts er niet langer alleen voor! Meer en meer praktijken zetten praktijkondersteuners in voor geprotocolleerde zorg. In groepspraktijken is de diabetesverpleegkundige al enige tijd een gewaardeerd en onmisbaar lid van het behandelteam; wij hopen dat de 'vasculaire' verpleegkundige nu ook landelijk haar intrede zal doen, om samen met de huisarts betere zorg voor de hypertensiepatiënt mogelijk te maken. Zij zal als 'centrale zorgverlener' een prominente en verantwoordelijke plaats gaan innemen: individuele behandelplannen opstellen, medicatiestappen nemen, *out-of-office* metingen verzorgen, therapieontrouwe patiënten opsporen en verantwoordelijkheid dragen voor de zo belangrijke leefstijladviezen. Voor zo'n takenpakket is gelukkig een honorering gecreëerd: de diagnose-behandelcombinatie (DBC) cardiovasculair risicomanagement, die zal helpen om de noodzakelijke zorg te leveren aan de patiënt met een hoog risico op hart- en vaatziekten.
Met de praktijkondersteuners die wij kennen voor ogen – een enthousiaste groep, werkzaam rondom het AMC – is dit boek geschreven, rekening houdend met de in Nederland geldende richtlijnen en opvattingen. Ter ondersteuning zijn de verschillende hoofdstukken

voorzien van praktijkvoorbeelden. Bij de opzet van dit boek hebben wij ervoor gekozen om naast praktische informatie over de behandeling van hypertensie ook relevante achtergrondinformatie te geven over het ontstaan en de gevolgen ervan. Deze achtergrondinformatie kan helpen om vragen van patiënten over hypertensie en de behandeling hiervan te beantwoorden. We hopen daarom dat deze 'praktische leidraad' niet alleen praktisch is, maar ook inzicht verschaft in het hoe en waarom van de keuzes die bij de behandeling van hypertensie worden gemaakt. Voor opmerkingen, aanvullingen en suggesties bij deze eerste druk houden wij ons van harte aanbevolen.

Najaar 2010

Namens de auteurs,
Bert-Jan van den Born

1 Hypertensie: definitie en achtergronden

1.1 Hoe wordt de bloeddruk geregeld?

1.1.1 INLEIDING

De bloeddruk in het lichaam ontstaat doordat het bloedvolume in de circulatie dat het hart rondpompt een weerstand ondervindt. Deze weerstand wordt opgebouwd door de vele kleine slagaders in het lichaam, de zogeheten weerstandsvaten. Wanneer de weerstandsvaten samentrekken (contraheren), wordt de perifere weerstand en dus de bloeddruk hoger; als zij zich ontspannen (dilateren), worden de perifere weerstand en de bloeddruk lager, vergelijkbaar met het dichtknijpen en loslaten van een tuinslang. Het samentrekken en verwijden van de weerstandsvaten is een uitstekend mechanisme om kortetermijnveranderingen in de bloeddruk teweeg te brengen. Zo treedt bijvoorbeeld bij opstaan een contractie op van de weerstandsvaten om de bloeddruk constant te houden. Ook kunnen veranderingen in de bloeddruk worden teweeggebracht door veranderingen in het circulerend volume. Het regelen van het circulerende bloedvolume gebeurt door de nieren. Als via de urine meer water en zout worden uitgescheiden dan via het maag-darmkanaal wordt opgenomen en de contractietoestand van de weerstandsvaten niet verandert, daalt de bloeddruk. Het regelen van de hoeveelheid water en zout in het lichaam is vooral geschikt om de bloeddruk op langere termijn te reguleren. Beide mechanismen, het samentrekken van de vaten en het vasthouden van water en zout door de nieren, zijn van vitaal belang om de bloeddruk op een bepaald niveau te handhaven, waardoor een continu aanbod van zuurstof en voedingsstoffen aan de weefsels mogelijk wordt gemaakt. Onder extreme omstandigheden, zoals uitdroging of bloedverlies, wordt door contractie van de weerstandsvaten en het vasthouden van water en zout de bloeddruk zo lang mogelijk op peil gehouden. Retentie van water en zout in combinatie met een hoge perifere vaatweerstand lijdt tot een verhoging van de bloeddruk. Om het proces van bloeddruk en volumeregulatie beter te kunnen begrijpen, zal hierna worden besproken hoe de weerstandsvaten en de nieren worden aangestuurd bij het regelen van de bloeddruk en het bloedvolume.

1.1.2 DE WEERSTANDSVATEN OF ARTERIOLEN

De weerstandsvaten of arteriolen zijn kleine slagaders, die omgeven zijn door een dunne spierlaag en via vertakkingen leiden naar de kleinste bloedvaten in het lichaam, de capillairen (figuur 1.1a). Door het samentrekken van de spiercellen die de arteriolen omgeven, vernauwt het bloedvat.

De controle over de contractie en dilatatie van de arteriolen wordt uitgevoerd door het sympathische (autonome) zenuwstelsel en door verschillende vasoactieve hormonen die door de nieren en bijnieren worden gemaakt en uitgescheiden. Het sympathische zenuwstelsel zorgt ervoor dat het lichaam inspanning kan verrichten of kan rusten, zonder dat hiervoor een bewuste prikkel gegeven hoeft te worden. Het sympathische zenuwstelsel bestaat uit een netwerk van ze-

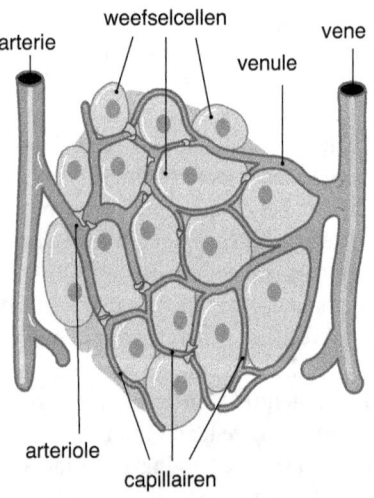

Figuur 1.1a *Weerstandsvaten of arteriolen die de bloeddruk en bloedstroom naar de capillairen regelen. Daar vindt uitwisseling plaats van zuurstof en voedingsstoffen.*

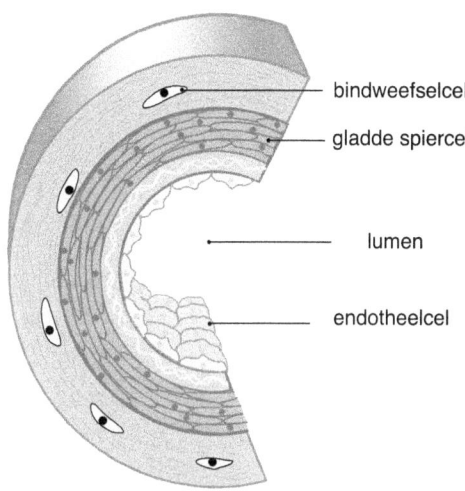

Figuur 1.1b *Doorsnede door een weerstandsvat of arteriole. Te zien zijn gladde spiercellen die verantwoordelijk zijn voor de contractie. De buitenste laag bestaat uit bindweefselcellen (fibroblasten) die verantwoordelijk zijn voor de productie van steunweefsel (collageen).*

nuwen die hun oorsprong vinden in het verlengde merg en via zenuwbanen vanuit het ruggenmerg vertakken naar het hart en naar de arteriolen in het lichaam (figuur 1.2). Bij stimulatie van het sympathische zenuwstelsel, bijvoorbeeld door opstaan, treedt een automatische verhoging op van de hartslag en het slagvolume. Door stimulatie van zenuwen naar de arteriolen van de huid en spijsverteringsorganen treedt vasoconstrictie op. In de spieren ontstaat juist vasodilatatie, waardoor meer bloed aan de spieren kan worden aangeboden. Het netto effect van een verhoging van de hartslag en het slagvolume, in combinatie met een vernauwing van de meeste arteriolen, is een verhoging van de bloeddruk. In rust treedt het omgekeerde op: de hartslag daalt en de arteriolen worden niet meer gestimuleerd, waardoor vasodilatatie optreedt en de bloeddruk daalt.

Het sympathische zenuwstelsel is belangrijk voor het constant houden van de bloeddruk. Stijging van de bloeddruk geeft prikkeling van gespecialiseerde receptoren (ontvangers) in de halsslagaders, die ervoor zorgen dat door remming van het sympathische zenuwstelsel de bloeddruk daalt. Bij het dalen van de bloeddruk wordt het sympathische zenuwstelsel minder geremd, waardoor de bloeddruk stijgt.

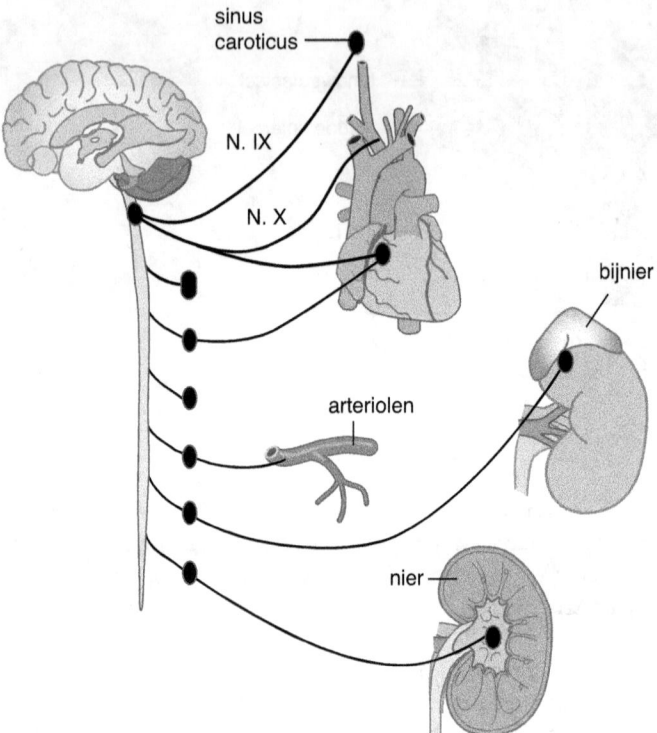

Figuur 1.2 Werking van het sympathische zenuwstelsel. Speciale drukreceptoren in de sinus caroticus en aortaboog nemen de bloeddruk waar. De negende (N. IX) en tiende (N. X) hersenzenuw geven veranderingen in de bloeddruk door aan het regelcentrum voor de bloeddruk in de hersenen. Dit houdt via de tiende hersenzenuw en andere zenuwbanen de bloeddruk constant. Als door de sinus caroticus een bloeddrukdaling wordt geregistreerd, verhoogt via deze zenuwbanen de hartslag en trekken de arteriolen samen. Verder wordt de afgifte van de hormonen noradrenaline en adrenaline in de bijnier gestimuleerd, evenals de renineproductie in de nier.

Door hun locatie vlakbij de hersenen blijft de bloedstroom naar dit lichaamsdeel gewaarborgd. Naast stimulatie door de zenuwen van het sympathische zenuwstelsel kunnen de arteriolen ook vernauwen onder invloed van vasoactieve hormonen. Belangrijke hormonen bij het regelen van de vaatweerstand zijn angiotensine II, adrenaline, noradrenaline. Adrenaline en noradrenaline worden gemaakt en uitgescheiden in de bijnier. Angiotensine II, dat vrij in het bloed circuleert, wordt gevormd via een aantal tussenstappen, waarbij de eerste stap, de vorming van angiotensine I, de belangrijkste is. Deze stap staat onder invloed van renine, dat door gespecialiseerde cellen in de nier wordt gemaakt en uitgescheiden. Angiotensine II, noradrenaline en adrenaline zorgen alle drie voor constrictie van de arteriolen wanneer ze in verhoogde concentraties in het bloed aanwezig zijn.

1.1.3 DE NIEREN

De nieren spelen een belangrijke rol bij het ontstaan van hypertensie doordat zij de uitscheiding van water en zout (= natriumchloride) regelen. Het uitscheiden van water en zout is mogelijk doordat bloed gefilterd kan worden door een kluwen van halfdoorlaatbare bloedvaten, de glomerulus. Hierbij blijven de grote eiwitten en bloedcellen achter. Na filtratie ontstaat onverdunde voorurine (figuur 1.3). De druk die nodig is om door filtratie deze voorurine te vormen (de zogeheten filtratiedruk), wordt geregeld vanuit de slagaders die naar deze glomeruli toe lopen. Constrictie van het aanvoerende vat leidt tot afname van de filtratiedruk, met als gevolg minder voorurine. Dilatatie van het aanvoerende vat leidt tot een toename van de filtratiedruk in de glomerulus, met als gevolg toename van de hoeveelheid voorurine. Net als de bloedtoevoer, kan ook de bloedafvoer geregeld worden. Constrictie van het afvoerende bloedvat leidt in dit geval tot een hogere filtratiedruk en meer voorurine, terwijl dilatatie van het afvoerende vat leidt tot een lagere filtratiedruk en minder voorurine (figuur 1.4).

De controle van de bloedtoevoer en -afvoer en daarmee de druk in de glomerulus bepaalt hoeveel voorurine gevormd wordt en dus ook hoeveel water en zout worden uitgescheiden. Het regelen van de water- en zoutuitscheiding gaat, zoals besproken, veel langzamer dan het regelen van de vaatweerstand. Als iemand opeens veel meer zout gaat eten, duurt het ongeveer drie tot vier dagen voordat de zoutuitscheiding via de nieren in evenwicht is met de toegenomen zoutinname.

Het regelen van de zoutuitscheiding staat onder invloed van verschillende factoren. Allereerst is de nier in staat direct zijn eigen bloeddruk en zoutuitscheiding te regelen. Dit gebeurt op twee manieren.
1 Variaties in de bloeddruk worden automatisch door de nierarterie opgevangen via een spierreflex. Deze spierreflex zorgt ervoor dat

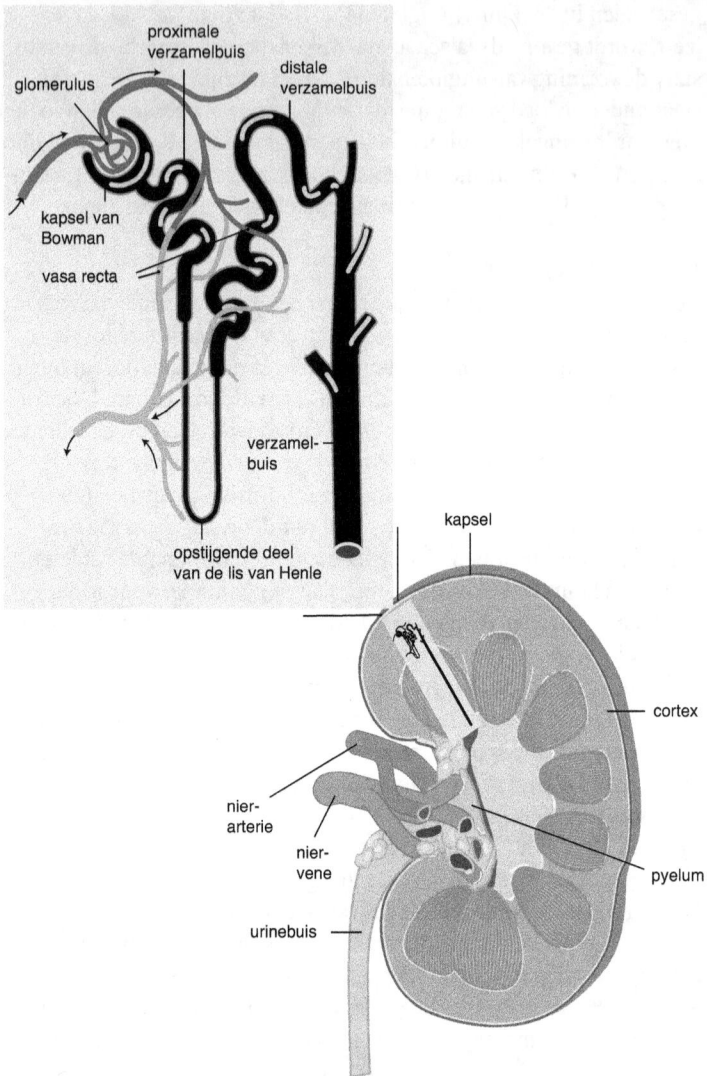

Figuur 1.3 De nier met daarin uitgelicht één nefron, de functionele eenheid van de nier. Het bloed wordt gefilterd in de glomerulus en bereikt daarna als voorurine de proximale verzamelbuis (of tubulus). Tussen de proximale en distale tubulus vindt concentratie van de voorurine plaats. Als urine komt het vervolgens in de verzamelbuis en daarna in de nierkelk (pyelum) terecht, waarna het via de urinebuis in de blaas belandt.

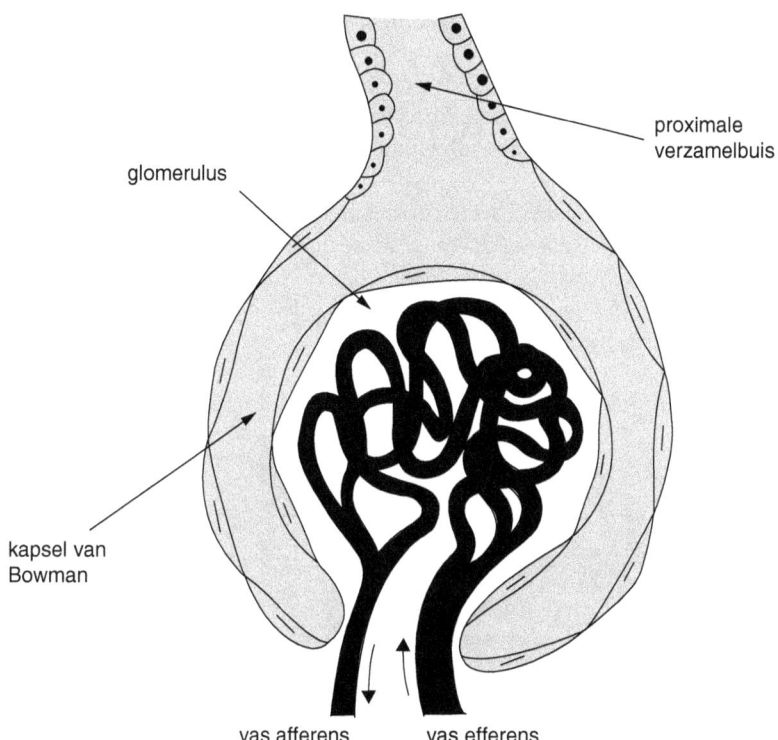

Figuur 1.4 Eén nefron met daarin een glomerulus. De glomerulus is een kluwen van bloedvaten waardoor het bloed wordt gefilterd. Hierdoor ontstaat voorurine, die via het kapsel van Bowman wordt afgevoerd naar de proximale verzamelbuis (tubulus). Voor het filteren is een bepaalde druk noodzakelijk. Het aanvoerende vat (vas afferens) en het afvoerende vat (vas efferens) regelen deze filtratiedruk. Als het vas afferens wijder wordt, zal de druk en dus ook de hoeveelheid gevormde voorurine in de glomerulus toenemen. Als het vas efferens wijder wordt, kan bloed gemakkelijker wegstromen uit de glomerulus en neemt de druk en daarmee de hoeveelheid voorurine juist af.

het vat dilateert als de bloeddruk laag is en contraheert als deze hoger wordt. Deze zogeheten myogene respons zorgt er voor dat de druk in de glomerulus, en daarmee de filtratiedruk, constant blijft.

2 Bij een hoge zoutuitscheiding neemt de zoutconcentratie in de verzamelbuis (tubulus) toe. Dit zorgt ervoor dat de uitscheiding van zout wordt geremd door constrictie van het vas afferens. Hierdoor nemen de filtratiedruk en het aanbod van water en zout af. Dit proces wordt tubuloglomerulaire feedback genoemd.

Naast deze directe effecten op het regelen van de water- en zoutuitscheiding, zijn er ook twee indirecte mechanismen die de water- en zoutuitscheiding regelen. Net als bij de sturing van de weerstandsvaten zijn dat het sympathische zenuwstelsel en de angiotensine-II-concentratie in het bloed.

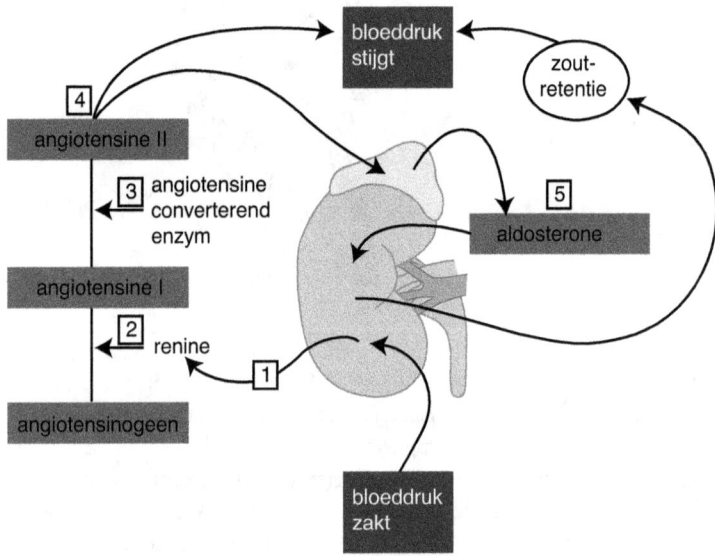

Figuur 1.5 Het renine-angiotensine-aldosteronsysteem (RAAS). Een daling in de bloeddruk zorgt voor de afgifte van renine door gespecialiseerde cellen in de nier. Het renine zet angiotensinogeen, dat in de lever wordt geproduceerd, om in angiotensine I. Angiotensine I wordt door het angiotensine converterend enzym (ACE) omgezet in angiotensine II. Angiotensine II is de belangrijkste stof van dit systeem. Angiotensine II zorgt voor vernauwing van arteriolen, retentie van water en zout en stimuleert de productie van aldosteron. Aldosteron zorgt eveneens voor retentie van water en zout doordat het ervoor zorgt dat in de nierkanaaltjes natrium wordt vastgehouden en kalium wordt uitgescheiden.

Stimulatie van het sympathische zenuwstelsel leidt op twee manieren tot het terugwinnen van water en zout door de nier. Stimulatie van het sympathische zenuwstelsel zorgt voor een vernauwing van de afferente vaten naar de nier, waardoor de druk in de glomeruli afneemt met als gevolg een afname van de urineproductie. Hierdoor worden meer water en zout teruggewonnen en stijgt de bloeddruk. Hiernaast zorgt stimulatie van het sympathische zenuwstelsel voor een verhoogde afgifte van het hormoon renine door gespecialiseerde cellen in de nier (figuur 1.5). Het renine dat in de bloedbaan belandt, zet in de lever angiotensinogeen om in angiotensine I. Angiotensine I wordt op zijn beurt weer omgezet in angiotensine II door het angiotensineconverterend enzym (ACE). Angiotensine II zorgt ervoor dat, net als bij stimulatie van het sympathische zenuwstelsel, meer water en zout worden teruggewonnen. Dit gebeurt door vernauwing van het aanvoerende bloedvat naar de glomerulus, waardoor de filtratiedruk afneemt, en door het stimuleren van de afgifte van aldosteron in de bijnier. Het aldosteron zorgt ervoor dat in het laatste gedeelte van de nierkanaaltjes natrium wordt vastgehouden en kalium uitgescheiden. De directe en indirecte effecten die van invloed zijn op het regelen van de zoutuitscheiding via de nier zijn samengevat in kader 1.1.

Kader 1.1 Regulatie van de zoutuitscheiding in de urine
Directe effecten op de regeling van de water- en zoutuitscheiding
1 Myogene respons: Bij toename van de bloeddruk in de nier zorgt een spierreflex ervoor dat door vaatvernauwing de bloeddruk weer daalt.
2 Tubuloglomerulaire feedback: Een toename van de zoutconcentratie in de nierkanaaltjes zorgt ervoor dat via een direct terugkoppelingsmechanisme de bloedstroom naar de glomerulus wordt geremd en de urineproductie afneemt.

Indirecte effecten op de regeling van de water- en zoutuitscheiding
1 Sympathische zenuwstelsel: Dit stimuleert de afgifte van renine en zorgt voor vernauwing van het afferente (aanvoerende) bloedvat.
2 Renine: Dit stimuleert via angiotensine II de terugresorptie van water en zout in de nierkanaaltjes en zorgt voor toename van de aldosteronproductie. Aldosteron zorgt dat natrium in de nierkanaaltjes wordt uitgewisseld tegen kalium.

1.2 Systolische en diastolische bloeddruk

De bloeddruk wordt uitgedrukt in een bovendruk (systole) en een onderdruk (diastole). Het verschil tussen systole en diastole wordt veroorzaakt door het hart, dat door samen te knijpen ongeveer 70 ml bloed per hartslag in de grote lichaamsslagader (aorta) pompt tegen de daar heersende druk in. Tijdens deze samentrekking (contractiefase) stijgt de bloeddruk. De hoogste druk tijdens deze contractiefase is de systolische bloeddruk. Gedurende de ontspanning (relaxatiefase) vult het hart zich opnieuw met bloed en daalt de bloeddruk in de

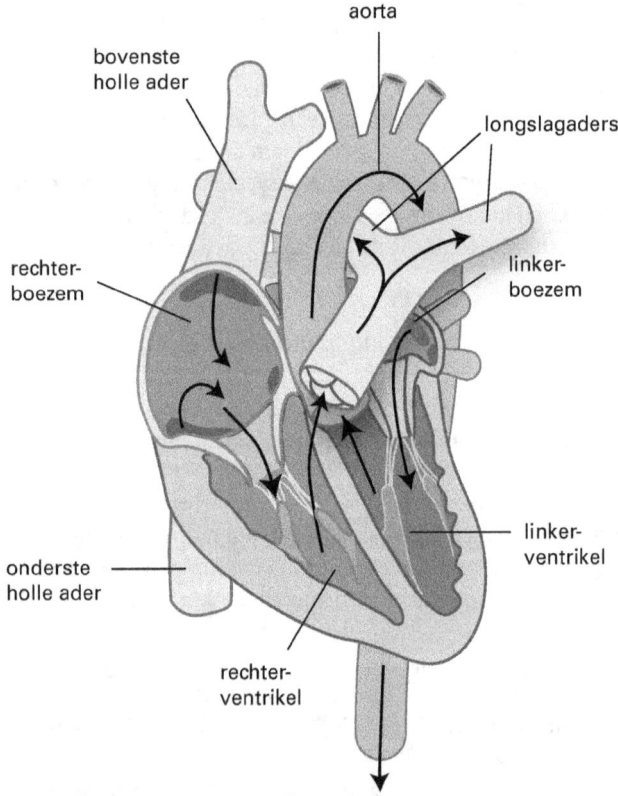

Figuur 1.6a Het hart, met daarin getekend de richting van de bloedstroom in de grote circulatie (linkerboezem, linkerkamer en aorta) en kleine circulatie (rechterboezem, rechterkamer, longslagader).

slagaders totdat zich weer een nieuwe hartslag aandient. De bloeddruk aan het einde van deze relaxatiefase noemen we de diastolische bloeddruk (figuur 1.6b). Gemiddeld slaat ons hart ruim 100.000 keer per etmaal en zijn er 100.000 bloeddrukken te meten, die allemaal verschillend zijn. Afhankelijk van onze steeds wisselende geestelijke of lichamelijke activiteit zal het hart, om aan de steeds wisselende behoefte aan zuurstof en voedingsstoffen van de spieren en organen te voldoen, per slag een steeds wisselende hoeveelheid bloed uitpompen, die daardoor een steeds wisselende druk op de wand van de bloedvaten uitoefent. DE bloeddruk bestaat niet, het gaat altijd om het gemiddelde van een flink aantal bloeddrukken. Uiteindelijk bepaalt de *gemiddelde* bloeddruk over langere tijd of en hoeveel schade er ontstaat aan hart en bloedvaten. Zie ook de paragrafen over bloeddrukvariabiliteit en bloeddrukmeten in hoofdstuk 2.

Het verschil tussen systolische en diastolische bloeddruk is de polsdruk. De polsdruk is afhankelijk van: (1) de contractiekracht van het hart en het slagvolume en (2) de stijfheid van de grote slagaders in het lichaam. Als het hart krachtiger samentrekt of een groter volume

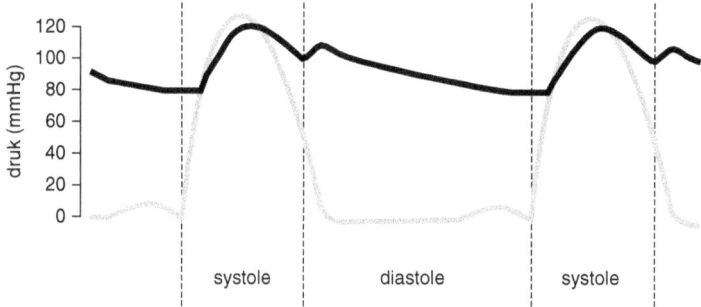

Figuur 1.6b *De druk zoals die wordt opgebouwd in de linkerkamer van het hart (lichtgroene lijn) en in de aorta (donkergroene lijn). Tijdens de systole wordt de druk opgebouwd in de linkerkamer door contractie van de linkerkamerspier. Op het moment dat de druk in de linkerkamer hoger is dan in de aorta, gaat de hartklep tussen linkerkamer en aorta open en wordt het bloedvolume naar buiten gepompt en neemt de bloeddruk in de aorta (en bovenarm) toe: hierdoor ontstaat de bovendruk of systolische bloeddruk. Als het bloed is uitgestoten, daalt de bloeddruk weer en sluit de hartklep tussen linkerkamer en aorta: hierdoor ontstaat de onderdruk of diastolische bloeddruk. In de diastole wordt de linkerkamer vanuit de linkerboezem weer met bloed gevuld en begint de cyclus opnieuw.*

uitpompt, stijgt vooral de systolische bloeddruk. De diastolische bloeddruk wordt iets hoger of blijft gelijk. Wanneer de grote slagaders, de aorta en vertakkingen daarvan, stijver zijn (minder elastisch), stijgt alleen de systolische bloeddruk, de diastolische bloeddruk wordt juist lager. Het stijver worden van de vaten is sterk leeftijdsafhankelijk. Naarmate men ouder wordt, neemt de elasticiteit van de grote bloedvaten af en dus de stijfheid toe. Bij een leeftijd boven de 60 jaar wordt dan ook vaker een verhoogde systolische bloeddruk gezien in combinatie met een normale diastolische bloeddruk. Een verhoogde diastolische waarde bij een normale systolische bloeddruk wordt vooral op jonge leeftijd gezien (onder de 40 jaar). De grote vaten zijn dan nog elastisch (figuur 1.7). Het stijver worden van de slagaders bij het ouder worden en het stijgen van de systolische druk komt zo veel voor dat we het 'normaal' vinden, maar dat is het niet! In primitieve samenlevingen waar men extreem weinig zout gebruikt, zoals bij sommige nomaden en indianenstammen, gaat de systolische bloeddruk helemaal niet omhoog bij het ouder worden.

1.3 Wat is hypertensie?

We spreken van hypertensie als de gemiddelde bloeddruk boven een afgesproken waarde is gekomen die als schadelijk wordt beschouwd. Deze afspraken zijn gemaakt voor zowel de systolische als diastolische bloeddruk. Bij de meeste patiënten met hypertensie is echter zowel de systolische als diastolische bloeddruk verhoogd. In theorie kan onderscheid worden gemaakt tussen gecombineerde systolische-diastolische hypertensie, geïsoleerde systolische hypertensie en geïsoleerde diastolische hypertensie. In de dagelijkse praktijk maken we hier meestal geen onderscheid tussen. De relatie tussen geïsoleerde systolische hypertensie, diastolische hypertensie en gecombineerde systolische-diastolische hypertensie en hart- en vaatziekten (HVZ) is namelijk voor elk van deze bloeddrukcombinaties aanwezig. Omdat geïsoleerde diastolische hypertensie zeldzaam is bij personen ouder dan 50 jaar en boven die leeftijd minder duidelijk geassocieerd is met het krijgen van HVZ, is de diastolische bloeddruk niet opgenomen in de richtlijn *Cardiovasculair risicomanagement*, waarin de nadruk ligt op de behandeling van (oudere) patiënten met een hoog cardiovasculair risico (zie hoofdstuk 3).

1 Hypertensie: definitie en achtergronden 25

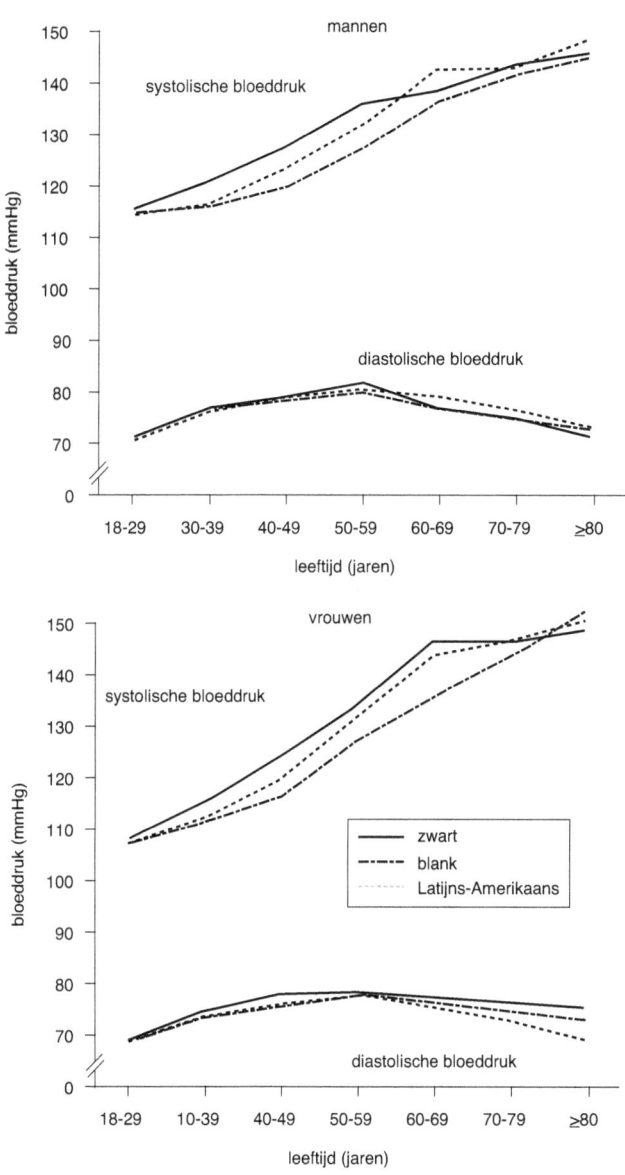

Figuur 1.7 Het bloeddrukverloop in de populatie naar leeftijd en ethniciteit. Bij het stijgen van de leeftijd neemt aanvankelijk zowel de systolische als de diastolische bloeddruk toe. Boven de 50 jaar neemt de diastolische bloeddruk langzaam af door het stijver worden van de vaten, terwijl de systole verder toeneemt. Bij de zwarte bevolking is de bloeddruk al van jongs af aan hoger dan bij blanken.

We spreken van een te hoge bloeddruk als er sprake is van een verhoogde systolische bloeddruk, een verhoogde diastolische bloeddruk, of een verhoging van zowel de systolische als de diastolische bloeddruk. Het woord *hypertensie* is in bovenstaande zin expres niet gebruikt, omdat iemand met een eenmalig gemeten verhoogde bloeddrukwaarde geen hypertensie hoeft te hebben. De hoogte van de systolische en, in mindere mate, de diastolische bloeddruk wordt namelijk beïnvloed door vele factoren, waarvan inspanning en stress, vullingstoestand van de blaas en slaap-waaktoestand de belangrijkste zijn. De waarde van een eenmalig gemeten verhoging van de bloeddruk is dus beperkt. Voor de diagnose *hypertensie* zijn meerdere metingen op verschillende tijdstippen noodzakelijk. Hoe vaker wordt gemeten, hoe dichter men de werkelijke bloeddruk (dat is dus de gemiddelde bloeddruk over langere termijn) zal benaderen. Wanneer de bloeddruk echter bij een eerste meting al duidelijk verhoogd is (en dus verder van de afgesproken waarde afligt), kan met minder bloeddrukmetingen al worden geconstateerd dat er sprake is van hypertensie dan wanneer de bloeddruk net boven (of onder) de afgesproken grenswaarde ligt. Hoewel de bloeddruk doorgaans met de leeftijd stijgt, is voor volwassenen één waarde afgesproken waarboven de bloeddruk als schadelijk wordt beschouwd en behandeling zinvol wordt geacht. Deze afgesproken grenswaarde is 140 mmHg voor de systolische en 90 mmHg voor de diastolische bloeddruk. Deze afspraak is tot stand gekomen naar aanleiding van veel klinisch onderzoek met als conclusie dat behandeling boven deze waarde het risico op HVZ vermindert. Van hypertensie spreekt men bij een *gemiddelde* systolische waarde van 140 mmHg of hoger, of bij een gemiddelde diastolische waarde van 90 mmHg of hoger. Naast deze drempelwaarde is de bloeddruk ingedeeld in een aantal categorieën (zie kader 1.2). Onder de 140/90 mmHg wordt een onderscheid gemaakt tussen optimale, normale en hoog-normale bloeddruk, boven de 140/90 is de bloeddruk ingedeeld in een aantal graden (graad I, II of III). Enerzijds is dit bedoeld om aan te geven dat bij hogere waarden dan 140/90 mmHg de kans op schade als gevolg van de bloeddruk groter wordt en behandeling op korte termijn zinvoller is. Anderzijds om aan te geven dat ook bij waarden onder de 140/90 mmHg het risico op HVZ al licht verhoogd is. De vraag of bloeddrukverlagende (antihypertensieve) therapie zinvol is, of bij een patiënt HVZ kan voorkomen, is niet alleen afhankelijk van de hoogte van de bloeddruk, maar ook van de aan- of afwezigheid van andere risicofactoren voor HVZ. De grens van 140/90 mmHg waarboven bloeddrukbehandeling zinvol wordt geacht is dus betrekkelijk, en afhankelijk van het totale cardiovasculaire risico. Hierop zal verder worden ingegaan in hoofdstuk 3 over cardiovasculair risicomanagement.

Kader 1.2 Indeling van de bloeddruk (in mmHg)*

Categorieën			
optimaal	< 120	en	< 80
normaal	120-129	of	80-84
hoog-normaal	130-139	of	85-89

Hypertensie			
graad I	140-159	of	90-99
graad II	160-179	of	100-109
graad III	≥ 180	of	≥ 110

* De hoogste systolische of diastolische bloeddrukwaarde bepaalt in welke bloeddrukcategorie de patiënt valt. Iemand met een bloeddruk van 163/89 mmHg heeft graad II hypertensie en iemand met een bloeddruk van 135/79 mmHg heeft een hoog-normale bloeddruk.

1.4 Wat zijn de oorzaken van hypertensie?

In de meeste gevallen is er niet één duidelijke oorzaak voor hypertensie, maar wordt het veroorzaakt door een combinatie van erfelijke en omgevingsfactoren. Onderzoek bij een- en twee-eiige, dus genetisch identieke en genetisch niet-identieke, tweelingen heeft laten zien dat ongeveer 30% van de bloeddrukverschillen door erfelijke factoren verklaard kan worden. De overige 70% wordt verklaard door omgevingsfactoren, waarvan overmatig zoutgebruik, overgewicht en onvoldoende beweging de belangrijkste zijn. Deze vorm van hypertensie, waarbij zowel omgevings- als genetische factoren een rol spelen, wordt ook wel essentiële of primaire hypertensie genoemd. In de huisartsenpraktijk is 95% van de hypertensie essentieel. In slechts 5% van de gevallen is er een andere oorzaak; men spreekt dan van secundaire hypertensie. De meest voorkomende oorzaken van secundaire hypertensie zijn nierziekten, een vernauwing van de nierslagader en overproductie van hormonen door de bijnier (aldosteron, cortisol, adrenaline en noradrenaline). Vaak leidt het wegnemen van een van deze oorzaken tot een betere controle of normalisatie van de bloeddruk. Omdat secundaire hypertensie zeldzaam is, wordt niet aangeraden om hiernaar in de huisartsenpraktijk standaard onderzoek te verrichten. Hierop zijn twee uitzonderingen:

1 Door bepaling van het creatininegehalte in het bloed en de eiwituitscheiding in een portie ochtendurine kan een nierziekte worden uitgesloten.
2 Door bepaling van het kaliumgehalte in het bloed kan een zogeheten mineralocorticoïde hypertensie (hypertensie door een verhoogd aldosteron of aanwezigheid van aldosteronachtige stoffen) minder waarschijnlijk worden gemaakt.

Naar de overige vormen van secundaire hypertensie wordt doorgaans alleen onderzoek gedaan als er, naast hypertensie, andere aanwijzingen voor een onderliggende oorzaak kunnen worden gevonden in de anamnese, bij het lichamelijk onderzoek of bij aanvullend laboratoriumonderzoek. Hierbij valt bijvoorbeeld te denken aan de aanwezigheid van aanvalsgewijze klachten passend bij een feochromocytoom (hoofdpijn, hartkloppingen, bleek wegtrekken, zweten), of uiterlijke kenmerken passend bij het syndroom van Cushing (vollemaansgezicht, gepigmenteerde striae). Daarnaast is het risico op een secundaire oorzaak van hypertensie groter wanneer hypertensie op jonge leeftijd ontstaat, in korte tijd verergert, of therapieresistent is. We spreken van therapieresistentie als de bloeddruk niet goed gereguleerd is ondanks het gebruik van drie verschillende antihypertensiva in een normale dosering, waarvan er ten minste één een diureticum is.

1.5 Hoe vaak komt hypertensie voor?

Hypertensie komt veel voor: in Nederland heeft gemiddeld 24% van de mannen en 19% van de vrouwen tussen de 20 en 60 jaar een verhoogde bloeddruk ($\geq$ 140/90 mmHg). Dit is inclusief patiënten die medicatie voor een verhoogde bloeddruk gebruiken. Het vóórkomen van hypertensie stijgt met de leeftijd. Bij oudere patiënten in de leeftijd van 65 tot 85 jaar heeft 38% van de mannen en 42% van de vrouwen een bloeddruk boven de 160/90 mmHg of gebruikt medicatie hiervoor. Tegenwoordig ligt de grens voor hypertensie ook bij ouderen bij 140/90 mmHg. Dit betekent dat hypertensie bij ongeveer de helft van de oudere populatie aanwezig is. Het vóórkomen van hypertensie in Nederland verschilt niet veel van dat in andere landen in de westerse wereld (Europa, de Verenigde Staten). Dat hypertensie zo vaak voorkomt, heeft voor een belangrijk deel te maken met het hoge zoutgebruik in onze samenleving, de aanwezigheid van overgewicht en onvoldoende beweging. In populaties die extreem weinig zout gebruiken, zoals de Yanomami-indianen in het Amazonegebied en de Papoea's in Nieuw-Guinea komt hypertensie niet voor. Een dergelijke beperking van de zoutconsumptie is in de westerse wereld echter niet haalbaar. De gemiddelde dagelijkse zoutconsumptie in Nederland bedraagt ongeveer 10 gram keukenzout maar kan individueel substantieel hoger liggen. Beperken van de zoutinname is een belangrijk middel om de bloeddruk te verlagen als eenmaal hypertensie is vastgesteld en verhoogt bovendien de effectiviteit van de meeste bloeddrukverlagende medicijnen. In geval van overgewicht zijn afvallen en meer lichamelijke activiteit eveneens belangrijke strategieën om de bloeddruk te verlagen (zie hoofdstuk 4).

1.6 Wat zijn de gevolgen van hypertensie?

Lang voordat HVZ ontstaan, zijn er al veranderingen te zien aan de bloedvaten. Deze veranderingen blijven heel lang onopgemerkt, maar kunnen uiteindelijk leiden tot een beroerte of hartinfarct. Net als een hoog cholesterol, roken en diabetes mellitus type 2 (DM2), behoort hypertensie tot de risicofactoren voor het optreden van schade aan hart en bloedvaten. De veranderingen die het gevolg zijn van hypertensie zullen eerst worden besproken, om inzichtelijk te maken hoe hypertensie uiteindelijk kan leiden tot een beroerte of hartinfarct.

1.6.1 VROEGE GEVOLGEN VAN HYPERTENSIE
De bloedvatveranderingen door hypertensie kunnen worden ingedeeld in *atherosclerose* en *arteriolosclerose*.

Atherosclerose of slagaderverkalking is het proces waarbij vet en cholesterolkristallen zich ophopen in de binnenste laag van grote en middelgrote slagaders. Zij vormen daar een zogeheten atherosclerotische plaque (figuur 1.8). Als deze atherosclerotische plaque groter wordt, kan dat een vernauwing van de slagaderholte veroorzaken. Als deze vernauwing ernstig is, leidt dat tot een verminderd aanbod van zuurstof aan het doelorgaan (ischemie). Wanneer er minder zuurstofaanbod is in de hartspier door een vernauwde kransslagader, ontstaat er pijn op de borst. Bij een vernauwde slagader naar het been ontstaat meestal pijn in de kuitspieren. Meestal ontstaan deze klachten eerst in situaties waarin de vraag naar zuurstof het hoogst is, zoals bij inspanning. Dit proces is omkeerbaar: na het staken van de inspanning verdwijnen de klachten meestal binnen enkele minuten. Daarnaast wordt door de ophoping van vet en cholesterolkristallen de slagaderwand kwetsbaar. Door de kracht van het stromende bloed langs de kwetsbare wand kan uiteindelijk een scheur in de vaatwand ontstaan. Dit wordt ook wel een plaqueruptuur genoemd. Het gevolg is dat het vet en de cholesterolkristallen die in de atherosclerotische plaque zitten in aanraking komen met het bloed dat door de slagader

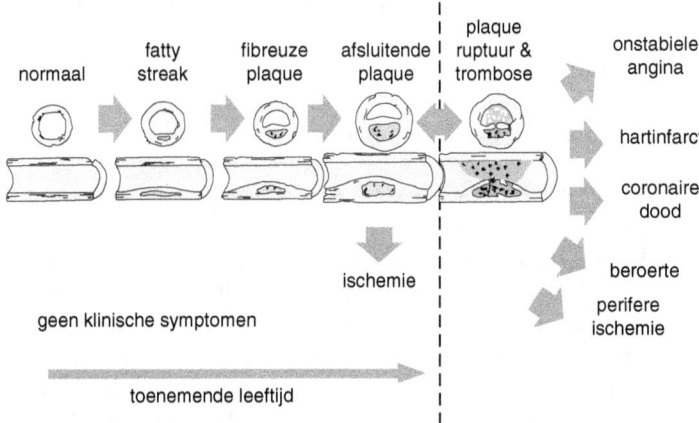

Figuur 1.8 *Ontwikkeling van een atherosclerotische plaque. Al op jonge leeftijd (20-30 jaar) zijn vetneerslagen herkenbaar in de grote slagaders van het lichaam. Deze zogeheten fatty streaks kunnen zich verder ontwikkelen tot een afsluitende atherosclerotische plaque. Als deze plaque ruptureert, komt de inhoud ervan in de bloedbaan en kan een acute vaatafsluiting ontstaan als gevolg van trombose.*

stroomt. Door deze ontmoeting vormt zich een stolsel (trombus) op de plaats van de plaqueruptuur. Dit kan leiden tot een acute afsluiting van de slagader, maar ook tot een afsluiting verderop in het vaatbed wanneer het stolsel door de bloedstroom wordt meegenomen. In dat laatste geval wordt gesproken van een embolie. Door deze acute afsluiting ontstaat een permanent zuurstoftekort (infarct) van het doelorgaan, met onherstelbare schade tot gevolg als niet snel wordt ingegrepen. Een typisch voorbeeld van een acute afsluiting door een trombus van een gescheurde atherosclerotische plaque is het hartinfarct. De pijn op de borst die hierbij ontstaat, blijft continu aanwezig en verdwijnt niet meer in rust. Wanneer het bloedvat snel weer wordt opengemaakt door een dotterprocedure, kan (verdere) schade aan het hart worden voorkomen. Een voorbeeld van een embolie is het herseninfarct, dat kan ontstaan door de ruptuur van een atherosclerotische plaque in de halsslagader.

Arteriolosclerose of slagaderverharding is het proces waarbij verharding van de vaatwand optreedt. Deze verharding ontstaat doordat gladde spiercellen en bindweefselcellen zich onder invloed van de verhoogde bloeddruk delen en gestimuleerd worden tot het aanmaken van steunmateriaal (collageen) in de vaatwand. Deze veranderingen vinden vooral plaats in de arteriolen, kleinere slagaders die zorgen voor het regelen van de vaatweerstand. Door deze aanpassing kunnen deze slagaders op korte termijn de bloeddruk beter weerstaan, maar verliezen zij hun elasticiteit. De kans op bloedingen neemt daardoor toe omdat de drukgolven niet meer goed door de stuggere vaten kunnen worden opgevangen. De verdikking van de vaatwand en de vernauwing van de slagaderholte die hiervan het gevolg zijn kunnen, net als bij atherosclerose, leiden tot een verminderd aanbod van zuurstofrijk bloed aan de weefsels. Wanneer de vernauwing ernstig genoeg is, kan dit uiteindelijk onherstelbare schade berokkenen aan het weefsel dat door de slagader van bloed wordt voorzien. Daarnaast neemt ook de functie van de vaatwand af als barrière tussen het bloed en het omgevende weefsel, met als gevolg dat eiwitten uit het bloed zich ophopen in de vaatwand. Een voorbeeld van orgaanschade door arteriolosclerose van de kleine vaten is dementie, waarbij door ischemie en kleine infarcten het hersenweefsel zodanig wordt beschadigd dat het denkvermogen erdoor wordt aangetast.

Hypertensie is de belangrijkste oorzaak voor het ontstaan van arteriolosclerose van de kleine vaten, terwijl voor atherosclerose meerdere risicofactoren aanwezig zijn. Voor de kliniek wordt vaak een onderscheid gemaakt tussen beïnvloedbare en niet-beïnvloedbare risicofactoren. Hypertensie, een verhoogd totaal of LDL-cholesterol (LDL = *low density lipoprotein*), een laag HDL-cholesterol (HDL = *high density lipoprotein*), roken, overgewicht en DM2 zijn allemaal beïnvloedbare risicofactoren voor atherosclerose. Leeftijd en mannelijk geslacht zijn belangrijke niet te beïnvloeden risicofactoren. In de westerse wereld begint atherosclerose al op relatief jonge leeftijd. Bij iedereen boven de 60 jaar is wel enige vorm van atherosclerose aanwezig, meer bij mannen dan bij vrouwen. De kans op atherosclerotisch vaatlijden neemt toe (of af) naarmate de risicofactor meer afwijkt van het gemiddelde. In het geval van hypertensie geldt dat hogere bloeddrukwaarden geassocieerd zijn met een grotere kans op HVZ. Verder neemt de kans op atherosclerotisch vaatlijden toe als meer risicofactoren tegelijk aanwezig zijn. De hoogte van de bloeddruk en de aanwezigheid van andere risicofactoren bepaalt dus in belangrijke mate wanneer het nodig is om met bloeddrukverlagende behandeling te starten (zie hiervoor ook hoofdstuk 4).

1.6.2 LATE GEVOLGEN VAN HYPERTENSIE

HVZ vormen, met kanker, de belangrijkste doodsoorzaak in Nederland. Coronaire hartziekten (hartinfarct, angina pectoris) komen het meest voor, gevolgd door beroertes (herseninfarct of hersenbloeding) en hartfalen. Hypertensie is de belangrijkste risicofactor voor het krijgen van een beroerte (cerebrovasculair accident; CVA) en een belangrijke risicofactor voor het ontstaan van kransvatlijden en hartfalen. Daarnaast is hypertensie een risicofactor voor het krijgen van dementie, nierfunctiestoornissen, hartritmestoornissen, aneurysmata en visusstoornissen (zie kader 1.3).

Kader 1.3 Schade als gevolg van hypertensie
- Beroerte (herseninfarct en hersenbloeding);
- kransvatlijden (hartinfarct, angina pectoris);
- hartfalen;
- dementie;
- nierfunctiestoornissen;
- overige gevolgen: hartritmestoornissen, aneurysma, maligne hypertensie.

Beroerte en TIA

Hypertensie versnelt het atherosclerotische proces van de grote slagaders naar de hersenen. Wanneer in een van deze slagaders een atherosclerotische plaque scheurt, kan door lokale trombose of, als het stolsel door het bloed wordt meegenomen verderop in het vaatbed, een TIA ('transient ischaemic attack') of herseninfarct ontstaan. Een herseninfarct of TIA kenmerkt zich door acute uitvalsverschijnselen zoals plotseling niet meer kunnen praten (afasie), plotselinge spierzwakte of stuurloosheid van een arm, of een afhangende mondhoek. Bij het herseninfarct zijn deze uitvalsverschijnselen, als niet acuut wordt ingegrepen, meestal onomkeerbaar. Bij verdenking op een beroerte is dus onmiddellijke verwijzing naar een neuroloog geïndiceerd. Bij een TIA zijn de uitvalsverschijnselen, per definitie, binnen 24 uur helemaal verdwenen maar vaak al binnen enkele minuten. Een TIA is een belangrijk waarschuwingssignaal voor een toekomstig herseninfarct.

Niet alleen in de grote vaten van het brein, maar ook in de kleinere, dieper in de hersenen gelegen slagaders kan een herseninfarct ontstaan door verstopping van een bloedvat, de zogeheten lacunaire infarcten. Deze kleine, dieper in de hersenen gelegen infarcten hoeven niet altijd klachten te geven. Als ze op een belangrijke plek in de hersenen plaatsvinden, kunnen echter ernstige uitvalsverschijnselen ontstaan, net als bij een afsluiting van een grote slagader naar de hersenen. Het zijn vooral deze dieper in de hersenen gelegen, kleine bloedvaten die worden aangetast door arteriolosclerose en die door afsluiting of ruptuur een herseninfarct of -bloeding kunnen geven.

Van alle beroertes is 80% het gevolg van een verstopping van een van de slagaders naar de hersenen (herseninfarct of onbloedig cerebrovasculair accident (CVA)), terwijl 20% wordt veroorzaakt door een bloeding na een ruptuur van een slagader naar de hersenen (hersenbloeding of bloedig CVA). Het risico op een beroerte is sterk afhankelijk van de hoogte van zowel de systolische als diastolische bloeddruk. Dit extra risico begint al bij een bloeddruk vanaf 115/75 mmHg (figuur 1.9).

Hoewel *hypertensie* dus gedefinieerd is als een bij herhaling vastgestelde bloeddruk boven de 140/90 mmHg, is de relatie tussen bloeddruk en beroertes al zichtbaar bij veel lagere bloeddrukwaarden. Daarnaast blijkt dat bij patiënten met een zeer hoog risico op een beroerte, bijvoorbeeld degenen die al eerder een hartinfarct of beroerte hebben doorgemaakt, behandeling van de bloeddruk ook bij waarden lager dan 140/90 mmHg zinvol kan zijn.

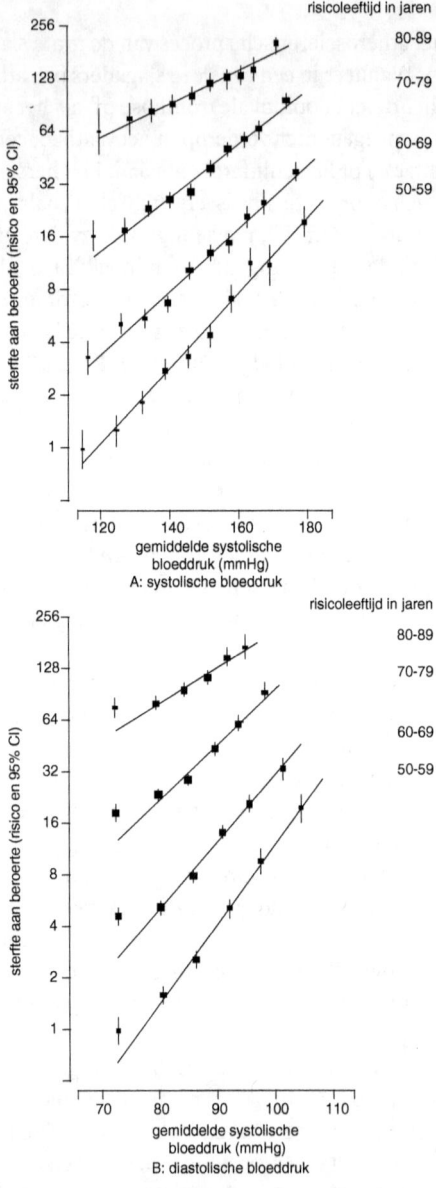

Figuur 1.9 Verband tussen de hoogte van de bloeddruk en het risico op een beroerte. Vanaf een bloeddruk van 115/75 mmHg neemt het risico op een beroerte in alle leeftijdscategorieën toe met het stijgen van de bloeddruk. Goed te zien in deze figuur is ook de enorme invloed van de leeftijd op het risico.

Coronaire hartziekten

De kransvaten (of coronairarteriën) zijn de vaten die het hart van bloed voorzien. Een vernauwing van de kransvaten door atherosclerose kan leiden tot zuurstoftekort van de hartspier met als gevolg een beklemmend gevoel op de borst (angina pectoris). Zoals eerder besproken, kan een ruptuur van een atherosclerotische plaque in de kransvaten leiden tot een verstopping van het bloedvat met als gevolg een hartinfarct. Naast hypertensie zijn een verhoogd totaal of LDL-cholesterol, een laag HDL-cholesterol, roken en DM2 belangrijke beïnvloedbare risicofactoren voor atherosclerose van de kransvaten. De relatie tussen hypertensie en het risico op het krijgen van kransvatlijden neemt, net als bij een beroerte, toe met het stijgen van de systolische en diastolische bloeddruk in alle leeftijdsgroepen en vanaf een bloeddruk van 115/75 mmHg. Deze relatie is echter iets minder uitgesproken dan bij een beroerte: bij iedere stijging van 10 mmHg van de systolische bloeddruk of 5 mmHg van de diastolische bloeddruk neemt het risico op kransvatlijden met 30% toe in plaats van de 40% die bij een beroerte wordt gezien. Omdat kransvatlijden in Nederland drie tot vier keer vaker voorkomt dan een beroerte, is de ziektelast voor kransvatlijden als gevolg van een verhoogde bloeddruk echter hoger dan die voor een beroerte.

Hartfalen

Hartfalen is het gevolg van onvoldoende pompwerking van het hart, waardoor er niet genoeg bloed kan worden rondgepompt. Als gevolg van de verminderde nierdoorstroming houden de nieren water en zout vast. Hierdoor wordt het circulerend bloedvolume extra aangevuld, maar kan uiteindelijk ook oedeem ontstaan. Als de linkerkamer het bloed niet meer goed kan rondpompen, zal de druk vooral toenemen in de longaders waardoor vocht uittreedt in de longen. Het uittreden van vocht in de longen (pulmonaal oedeem) zorgt ervoor dat zuurstof niet meer goed in het bloed kan worden opgenomen en leidt tot kortademigheid. Als ook de rechterkamer faalt, neemt de druk toe achter de rechterkamer en hoopt het vocht zich vooral op in de enkels (enkeloedeem) en onderbenen. Naast oedeem staan bij hartfalen vermoeidheid en verminderde inspanningstolerantie op de voorgrond; de verminderde pompfunctie maakt dat de spieren onvoldoende bloed krijgen.
Hypertensie is na kransvatlijden de belangrijkste oorzaak van hartfalen. Hartfalen kan worden onderscheiden in systolisch en diastolisch

hartfalen. Bij systolisch hartfalen heeft de linkerhartkamer onvoldoende kracht om het bloed uit te pompen. Bijvoorbeeld doordat een deel van de hartspier niet meer functioneert als gevolg van een hartinfarct. Bij diastolisch hartfalen kan de linkerkamer onvoldoende met bloed worden gevuld, waardoor vooral de druk achter het hart (linkerboezem en longaders) toeneemt. Dit wordt meestal veroorzaakt doordat de linkerkamer na langdurige blootstelling aan een verhoogde bloeddruk dik en stijf is geworden en zich niet snel genoeg verwijdt tijdens de vullingsfase. Bij diastolisch hartfalen is de contractiekracht van het hart – per definitie – intact. Systolisch hartfalen komt vaak samen voor met diastolisch hartfalen. Doordat hypertensie het risico op kransvatlijden en ritmestoornissen verhoogt en de dikte en stijfheid van de linkerkamer doet toenemen, is het geassocieerd met zowel systolisch als diastolisch hartfalen.

Een vroege uiting van schade aan het hart door hypertensie is de aanwezigheid van linkerkamerverdikking (linkerkamerhypertrofie). Met een elektrocardiogram (ecg) kan linkerkamerhypertrofie eenvoudig worden opgespoord, evenals de aanwezigheid van ischemie, een doorgemaakt hartinfarct of ritmestoornissen. In veel huisartsenpraktijken is tegenwoordig een ecg-apparaat beschikbaar. Voor patiënten met hypertensie zijn aanwijzingen voor linkerkamerhypertrofie op het ecg aanleiding om de bloeddruk vaker te controleren of bloeddrukverlagende behandeling te starten of uit te breiden. Een goede bloeddrukbehandeling hoort binnen drie tot zes maanden tot verbetering en/of verdwijnen van de linkerkamerhypertrofie te leiden. De diagnose systolisch of diastolisch hartfalen wordt gesteld met behulp van een echo van het hart.

Dementie
Dementie wordt gekenmerkt door een geleidelijke afname van het denkvermogen als gevolg van verlies van functioneel hersenweefsel. Dit verlies wordt veroorzaakt door onvoldoende zuurstofaanbod enerzijds en neerslagen van bloedeiwitten anderzijds. Beide kunnen het gevolg zijn van arteriolosclerose van de kleine hersenvaatjes en de structurele afwijkingen die hiermee gepaard gaan. Deze afwijkingen bestaan uit verdikking van de vaatwand en als gevolg daarvan een verminderde toevoer van bloed (en zuurstof) naar het hersenweefsel. Enkele grote onderzoeken hebben laten zien dat behandeling van hoge bloeddruk bij ouderen het risico op dementie met 50% verminderde. Een te snelle verlaging van de bloeddruk zou echter ook het

gevaar met zich mee kunnen brengen dat de doorbloeding van (delen van) de hersenen in gevaar komt. Bij de medicamenteuze behandeling van hypertensie bij ouderen is het daarom raadzaam de bloeddruk regelmatig te controleren en te starten met de laagste dosis (zie ook de casus 'Een oudere patiënt met hypertensie' in hoofdstuk 5).

Nierfunctiestoornissen

Langdurige blootstelling aan een verhoogde bloeddruk geeft arteriolosclerose en glomerulosclerose door ophoping van collageen en bloedeiwitten in de slagaders van de nier. Dit kan uiteindelijk leiden tot onherstelbare schade aan de bloedvaten in de nier, met als gevolg dat het filtratieproces waarmee voorurine wordt gemaakt niet meer goed kan plaatsvinden. Als de schade aan de niervaten groot genoeg is, kunnen afvalstoffen het lichaam niet meer via de urine verlaten. In die gevallen kan uiteindelijk dialyse noodzakelijk zijn om de ophoping van afvalstoffen te klaren. Een langdurig ongecontroleerde verhoging van de bloeddruk kan dus een reden zijn voor nierfunctiestoornissen en de noodzaak tot dialyse. Het komt echter veel vaker voor dat onvoldoende controle van de bloeddruk bij patiënten die door een andere reden al een nierziekte hebben (bijvoorbeeld diabetische nefropathie) leidt tot versnelde achteruitgang van de nierfunctie. Bij deze patiënten is aangetoond dat bloeddrukbehandeling zelfs bij relatief lage bloeddrukwaarden verdere verslechtering van de nierfunctie kan voorkomen.

Hartritmestoornissen

Boezemfibrilleren is de meest voorkomende ritmestoornis op oudere leeftijd (5-10% bij patiënten van 70 jaar en ouder). Bij boezemfibrilleren is de prikkelgeleiding, die normaal ontstaat in de sinusknoop van de rechterboezem, overgenomen door andere prikkels in linker- of rechterboezem. Doordat deze prikkelvorming op een chaotische manier tot stand komt ontstaat een onregelmatig hartritme. De snelheid waarmee het hart samenknijpt, wordt in dat geval bepaald door de mate waarin de prikkels uit de boezem kunnen worden voortgeleid naar de kamers. Naast leeftijd zijn mannelijk geslacht, coronaire hartziekten, hartfalen, hypertensie, roken en overgewicht belangrijke risicofactoren voor het ontstaan van boezemfibrilleren. Hoewel veel zeldzamer dan boezemfibrilleren, verhoogt hypertensie ook het risico op kamerritmestoornissen en plotselinge hartdood, vooral als ook linkerkamerhypertrofie aanwezig is. Behandeling van de bloeddruk leidt tot vermindering van de linkerkamerhypertrofie en van de kans op het krijgen van deze ritmestoornissen.

Maligne hypertensie

Maligne hypertensie is een ernstige verhoging van de bloeddruk (meestal boven de 200 mmHg systolisch en 120 mmHg diastolisch) met ischemische afwijkingen aan het netvlies. Deze netvliesafwijkingen bestaan uit kleine bloedinkjes en zogeheten zachte exsudaten. De zachte exsudaten ontstaan door lekkage van vet, dat normaal gesproken de zenuwvezels in het netvlies omgeeft, maar als gevolg van schade aan deze zenuwvezels in het netvlies kan neerslaan (figuur 1.10). Daarnaast kan de oogzenuw gezwollen zijn (papiloedeem), wat kan leiden tot wazig zien. Maligne hypertensie is een ernstige aandoening, waarbij meestal ook andere klachten aanwezig zijn zoals hoofdpijn, misselijkheid en braken. Patiënten met maligne hypertensie hebben vaak nierfunctiestoornissen en kunnen als gevolg van de extreem hoge bloeddrukwaarden hersenoedeem krijgen. Als maligne hypertensie wordt vermoed, bijvoorbeeld door de aanwezigheid van hoofdpijn of visusklachten in combinatie met extreem hoge bloeddrukwaarden, is onmiddellijke verwijzing naar een ziekenhuis noodzakelijk om de bloeddruk snel en gecontroleerd te verlagen. Een te snelle bloeddrukdaling bij deze patiënten is geassocieerd met het risico op een herseninfarct en overlijden. Dit komt waarschijnlijk doordat de regeling van de bloedstroom naar de hersenen als gevolg van de extreem hoge bloeddruk niet meer in staat is grote dalingen in de bloeddruk op te vangen.

Aneurysma

Een aneurysma is een abnormale verwijding van een grote slagader. Deze verwijding kan ontstaan doordat de slagader stijver is geworden als gevolg van atherosclerose. Hierdoor kunnen de bloeddrukgolven niet meer goed worden opvangen waardoor de diameter van het vat toeneemt. Hoe hoger de bloeddruk, des te groter het risico dat het bloedvat zal verwijden. Als het bloedvat eenmaal verwijd is, neemt het risico op verdere verwijding toe, omdat de wandspanning met de diameter van het bloedvat toeneemt. Met deze verwijding wordt ook het risico op een scheur (dissectie) in de bloedvatwand groter. Als deze scheur zich doorzet, kan bloed in een vrije lichaamsholte (bijv. de buikholte) terechtkomen. Dit kan binnen enkele minuten leiden

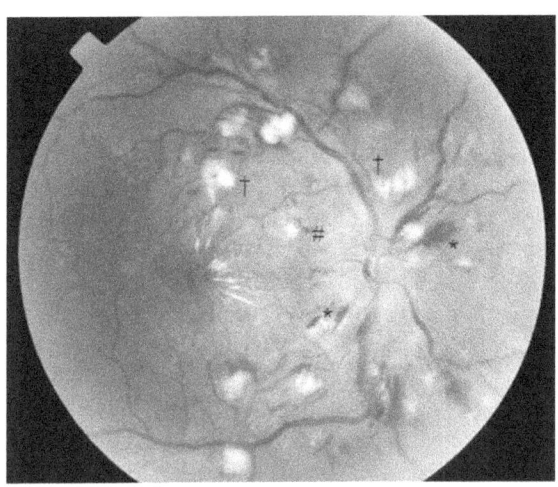

Figuur 1.10 Netvliesfoto van een patiënt met maligne hypertensie. Te zien zijn vlamvormige bloedinkjes (*), die het gevolg zijn van het uittreden van rode bloedcellen door beschadigde vaten in het netvlies, en zachte exsudaten (†), die ontstaan door vetneerslagen op het netvlies als gevolg van ischemische zenuwvezels. De onscherpe begrenzing tussen oogzenuw en netvlies duidt op de aanwezigheid van papiloedeem (#).

tot verbloeding en overlijden. Zeer strikte controle van de bloeddruk vermindert het risico op verdere verwijding en scheuren van het bloedvat.

1.7 Wat is het nut van bloeddrukverlaging?

Behandeling van hypertensie geeft een verlaging van het risico op HVZ. Het verlagen van de systolische bloeddruk met 10 mmHg of van de diastolische bloeddruk met 5 mmHg zorgt voor een 30-40% lager risico op het krijgen van een beroerte en een 20% lager risico op het krijgen van een hartinfarct. Daarnaast is bloeddrukbehandeling geassocieerd met een halvering van het risico op plotselinge hartdood en van overlijden als gevolg van hartfalen of door een (gescheurd) aneurysma. Bloeddrukbehandeling vermindert het risico op boezemfibrilleren met 10-20% en vertraagt de progressie van nierfunctiestoornissen. Gezien de continue relatie tussen bloeddruk en HVZ, kan de meeste individuele winst worden behaald door de hoogste bloeddrukken te verlagen. Zo is de overleving van maligne hypertensie enorm verbeterd na de komst van effectieve bloeddrukverlagende medicatie: vóór de introductie van bloeddrukverlagende medicatie was na twee jaar slechts 25% van de patiënten nog in leven. Tegenwoordig is na vijf jaar meer dan 90% van de patiënten die met maligne hypertensie in het ziekenhuis werden opgenomen nog in leven. Aan het voordeel van het verlagen van de bloeddruk zit uiteraard een maximum. Voor patiënten zonder HVZ of DM2 ligt momenteel de streefwaarde voor bloeddrukbehandeling op < 140/90 mmHg. Voor patiënten die een hartinfarct of beroerte hebben doorgemaakt en voor patiënten die DM2 hebben of nierfunctiestoornissen met meer dan 1 gram eiwitverlies/24 uur, is gebleken dat een verlaging van de bloeddruk tot een waarde < 130/80 mmHg leidt tot een verdere afname van het risico op HVZ en, in het geval van nierfunctiestoornissen (bijvoorbeeld in het kader van DM2), tot behoud van nierfunctie. Het behalen van deze streefwaarden blijkt in de praktijk moeilijk te realiseren: in Nederland blijkt ongeveer de helft van de patiënten met hypertensie behandeld te worden; hooguit de helft daarvan behaalt ook daadwerkelijk de streefwaarde. Globaal lukt het slechts in 30% van de gevallen om de bloeddruk goed gecontroleerd te krijgen. Dit betekent dat, zeker in het geval van een lagere streefwaarde, meerdere antihypertensiva nodig zijn om de bloeddruk op het gewenste niveau te krijgen. Daar komt bij dat veel patiënten met hypertensie, naast een verhoogde bloeddruk, ook andere risicofactoren voor HVZ hebben zoals overgewicht, verhoogde cholesterolwaarden en DM2. Vooral de combinatie van hypertensie met overgewicht, verhoogde insulinespiegels en een afwijkend lipidenspectrum (laag HDL en hoog triglyceriden) wordt vaak samen gezien. Deze clustering van risicofactoren voor HVZ komt bij één op de vijf personen in de westerse wereld voor en wordt ook wel het metabool syndroom genoemd. Vanwege deze clustering van risicofactoren zijn vaak, naast bloeddrukverlagende medicatie, ook nog andere geneesmiddelen nodig om het risico op HVZ te verlagen, zoals cholesterolverlagers, bloedglucoseverlagende middelen en bloedverdunners. Het verminderen van dit risico heeft een prijs. Patiënten met het hoogste risico lopen ook een hoger risico op bijwerkingen en medicijninteracties, doordat ze meer geneesmiddelen gebruiken. Bij elk consult is het daarom verstandig om naast controle van de bloeddruk ook altijd te vragen naar het optreden van bijwerkingen en de therapietrouw. In hoofdstuk 4 wordt op deze onderwerpen verder ingegaan.

Kernpunten
- Het regelen van de vaattonus en de water- en zoutbalans door de nieren is van vitaal belang om de bloeddruk op een bepaald niveau te handhaven en een continu aanbod van zuurstof aan de weefsels te waarborgen.
- DE bloeddruk bestaat niet, het gaat altijd om het gemiddelde van een flink aantal bloeddrukken.
- De belangrijkste omgevingsfactoren voor het ontstaan van essentiële hypertensie zijn overmatig zoutgebruik, overgewicht en onvoldoende beweging.
- De bloedvatveranderingen door hypertensie kunnen worden ingedeeld in atherosclerose (slagaderverkalking) en arteriolosclerose (slagaderverharding).
- Hypertensie is de belangrijkste risicofactor voor het krijgen van een beroerte en voor het ontstaan van kransvatlijden en hartfalen. Daarnaast is het een risicofactor voor het krijgen van dementie, nierfunctiestoornissen, hartritmestoornissen, aneurysmata en visusstoornissen.

Het meten van de bloeddruk 2

2.1 Bloeddrukmeting

De bloeddruk verandert slag op slag. Gezien het enorme aantal factoren dat in ons dagelijks leven de bloeddruk beïnvloedt, is het nog een wonder dat het meten van de bloeddruk überhaupt voorspellende waarde heeft. Om een zo betrouwbaar mogelijke schatting van de bloeddruk de verkrijgen, dient deze onder gestandaardiseerde condities gemeten te worden, namelijk zittend na vijf minuten rust en altijd aan dezelfde arm. Gemiddeld is er dan weinig verschil tussen twee opeenvolgende metingen. Hoewel dit in de Nederlandse richtlijnen niet standaard wordt aanbevolen, is het verstandig om bij een groot verschil tussen de eerste en tweede meting door te meten totdat twee metingen niet meer dan 5 mmHg systolisch of diastolisch van elkaar verschillen. Zo krijgt men een betere benadering van de werkelijke bloeddruk. Het gemiddelde van de twee metingen die het dichtst bij elkaar liggen wordt dan beschouwd als dé bloeddruk tijdens die controle. Tussen twee metingen dient ten minste één minuut te zitten.

Bij het eerste bezoek wordt de bloeddruk aan beide armen gemeten om grote verschillen door vernauwing van de bovenarmslagader op het spoor te komen. Normaal gesproken is de bloeddruk in de rechterarm een fractie hoger dan links (ca. 2 mmHg), maar incidenteel kunnen grote verschillen voorkomen. Als het verschil tussen beide armen kleiner is dan 10 mmHg, dient te worden gekozen voor de niet-dominante arm. Met niet-dominant wordt bedoeld de arm die niet gebruikt wordt voor het schrijven (meestal links). Als het verschil ≥ 10 mmHg bedraagt, wordt gekozen voor de arm met de hoogste bloeddrukwaarde omdat deze het beste de werkelijke bloeddruk benadert, gedefinieerd als de bloeddruk waaraan het lichaam wordt blootgesteld. Sinds kort zijn er ook goede apparaten op de markt waarmee gelijktijdig aan beide armen gemeten kan worden. Dit is een grote aanwinst, omdat het lastig is om betrouwbaar de bloeddruk aan twee armen te vergelijken met één apparaat; er moet immers rekening worden gehouden met een volgorde-effect, dat wil zeggen dat bij herhaalde metingen de tweede of derde meting vaak iets lager uitvalt dan de eerste. Bij orthostatische klachten (duizeligheid, wazig zien of vlekken voor de ogen bij gaan staan door een daling van de bloeddruk) wordt ook staande de bloeddruk gemeten. Een verschil van ≥ 20 mmHg systolisch in combinatie met deze klachten wordt beschouwd als orthostatische hypotensie en noopt tot het verminderen van de bloeddrukverlagende medicatie. De voorwaarden voor een betrouwbare bloeddrukmeting staan samengevat in kader 2.1.

Kader 2.1 Algemene principes van de bloeddrukmeting
- Zorg voor een rustige omgeving.
- Kies een manchet van de aanbevolen afmeting en bevestig die op de juiste hoogte van de bovenarm met het midden van de manchet halverwege het sternum.
- Tijdens de meting wordt niet gesproken.
- Meet de bloeddruk zittend na minimaal 5 minuten rust met de arm ontspannen (geen vuist!) en ondersteund (bijv. liggend op een tafel) en de voeten naast elkaar plat op de grond.
- Meet de bloeddruk altijd aan dezelfde arm.
- Meet bij het eerste bezoek ook de bloeddruk aan de andere arm. Bij een verschil tussen beide armen van ≥ 10 mmHg wordt de bloeddruk in het vervolg altijd gemeten aan de arm met de hoogste bloeddrukwaarde.
- Het interval tussen twee opeenvolgende metingen is ten minste één minuut.
- Bij een verschil van > 5 mmHg tussen opeenvolgende metingen wordt doorgemeten totdat twee waarden zijn verkregen met ≤ 5 mmHg verschil.
- Het gemiddelde van 2 bloeddrukwaarden met ≤ 5 mmHg verschil wordt genoteerd en is de spreekuurbloeddruk.

2.2 Bloeddrukvariabiliteit

Om te zorgen dat de bloeddruk die gemeten wordt een zo betrouwbaar mogelijke weergave is van de werkelijke bloeddruk, is het noodzakelijk dat tijdens de bloeddrukmeting zo veel mogelijk beïnvloedbare factoren worden weggenomen. Naast biologische factoren die de bloeddruk beïnvloeden is er ook een aantal factoren dat kan leiden tot een over- of onderschatting van de bloeddruk door foutief meten. Deze meetfouten kunnen veroorzaakt worden door zowel patiënt als onderzoeker.

2.2.1 BIOLOGISCHE FACTOREN

De bloeddruk wordt beïnvloed door zowel acute als chronische bloeddrukverhogende en -verlagende effecten. Voorbeelden van acute bloeddrukverhogende effecten zijn stress, pijn, inspanning, emotie, praten, roken, alcoholgebruik en een volle blaas. Zij zorgen allemaal in zekere mate voor een stijging van de bloeddruk en de hartslag door stimulatie van het sympathische zenuwstelsel. Hoewel tijdens inspanning de systolische bloeddruk stijgt, dalen de systolische en diastolische druk direct na het stoppen van de inspanning tot waarden onder de gemiddelde bloeddruk in rust. Vóór het meten van de bloeddruk moet men dus geen belangrijke inspanning leveren. Bij stress veroorzaakt door een bezoek aan de dokter zijn bloeddrukstijgingen tot 30 mmHg systolisch niet ongewoon. Zowel praten als actief luisteren tijdens de bloeddrukmeting zorgt voor een verhoging van de bloeddruk. Het meten dient daarom in stilte te gebeuren. Een sigaret roken geeft een acute stijging van de bloeddruk van gemiddeld 10-15 mmHg systolisch en 5-10 mmHg diastolisch, die 15-30 minuten aanhoudt. Roken vlak voor het meten van de bloeddruk dient dus te worden vermeden. Het drinken van grote hoeveelheden alcohol kan zorgen voor een langdurige bloeddrukstijging. Een Brits onderzoek liet zien dat bij patiënten met hypertensie het drinken van 1,5 liter bier de bloeddruk 10-15 mmHg systolisch kan doen stijgen en dat die stijging tot twee dagen kan aanhouden. Als laatste zorgt ook een volle blaas voor een bloeddrukstijging. Deze kan gemakkelijk 15 mmHg systolisch bedragen. Het is dus van belang om voor het meten de patiënt de gelegenheid te geven om te plassen. In kader 2.2 zijn de belangrijkste biologische factoren die invloed hebben op de bloeddruk opgesomd. Alle factoren, behalve de cooling-downperiode na een (flinke) inspanning, hebben een bloeddrukverhogend effect. Het is onmogelijk om met al deze acute effecten rekening te houden, maar het is wel mogelijk om te trachten hun invloed te minimaliseren.

De bekendste chronische variatie van de bloeddruk is het dag-nachtverschil. Gedurende de nacht is de bloeddruk 10-20% lager dan overdag. Met andere woorden, de bloeddruk dipt tijdens perioden van slaap. Alleen met behulp van een 24 uursmeting kan naar de bloeddruk 's nachts worden gekeken. In sommige situaties dipt de bloeddruk 's nachts niet (*non-dipping*) of treedt zelfs een stijging van de bloeddruk op (*reversed dipping*). Deze situaties zullen worden besproken in paragraaf 2.6 over ambulante bloeddrukmeting.

Kader 2.2 Invloeden op de bloeddruk

biologische factor	effect op de bloeddruk
stress	omhoog
pijn	omhoog
tijdens inspanning	omhoog
na inspanning	omlaag
emotie	omhoog
praten*	omhoog
roken (tot 30 minuten erna)	omhoog
alcoholgebruik (tot 2 dagen erna)	omhoog
volle blaas	omhoog

* Zowel praten door de patiënt als door de onderzoeker werkt bloeddrukverhogend.

Meetfouten	effect op (het aflezen van) de bloeddruk
kruisen van de benen	omhoog
maken van een vuist	omhoog
kleding onder de manchet	foutief verhoogd
te lage positie manchet	foutief verhoogd
te kleine manchet	foutief verhoogd

2.2.2 MEETFOUTEN

Veranderingen in de lichaamshouding van de patiënt, de positie van de arm en de manchetgrootte kunnen grote invloed hebben op de gemeten bloeddruk. Bij voorkeur wordt de bloeddruk zittend gemeten met de arm ondersteund op een tafel. De bloeddruk kan liggend iets hoger zijn dan zittend of staand. Het is af te raden nerveuze patiënten eerst een tijd te laten liggen. Dit zal de ene keer wel en de andere keer niet gebeuren en is bovendien onpraktisch. Belangrijk is dat beide benen ongekruist zijn, dus dat de voeten plat op de grond staan. Het kruisen van de benen verhoogt de bloeddruk met 5-10 mmHg systolisch en ongeveer 5 mmHg diastolisch, doordat meer bloed terugstroomt naar het hart als gevolg van het aanspannen van de beenspieren. Na het aannemen van de juiste houding dient de grootte van de manchet te worden gekozen. Bij een bloeddrukmanchet waarvan de rubber ballon (het opblaasbare gedeelte) in verhouding tot de bovenarm een te klein oppervlak heeft (te kort of te smal) wordt de bloeddruk overschat; met andere woorden, er wordt een hogere bloeddruk gemeten dan in werkelijkheid het geval is. Als de oppervlakte van de ballon naar verhouding te groot is, wordt de bloeddruk juist onderschat. Nog steeds worden meters afgeleverd met een te kleine ballon, in de vroeger gebruikelijke maat 23 × 12 cm. Het opblaasbare gedeelte dient bij voorkeur 30 × 12 cm te zijn. Bij personen met erg dunne bovenarmen (omtrek bovenarm < 24 cm) is het beter een manchet van 18 × 12 cm te gebruiken om onderschatting van de bloeddruk te vermijden. Bij patiënten met een erg dikke bovenarm (bijvoorbeeld door ernstig overgewicht of sterk vergrote spiermassa) dient een manchet van 35 × 12 cm te worden gebruikt. Tegenwoordig staat op de meeste manchetten een wit vlak aangegeven waarbinnen het omslag van de manchet om de bovenarm moet passen. In een praktijk dienen altijd een grote (dijbeenmaat), een kleine en een standaardmaat aanwezig te zijn (zie kader 2.3).

Vervolgens dient de manchet stevig om de bovenarm te worden vast gemaakt. Dikke kleding (truien) dient te worden uitgedaan. Overhemden en T-shirts kunnen, als zij niet knellen, worden opgestroopt. Een dunne blouse mag om de arm blijven zitten, daardoor wordt de meting niet verstoord. De positie van het midden van de bovenarmmanchet dient overeen te komen met de harthoogte. Dat is halverwege het borstbeen. Wanneer de manchet bijvoorbeeld 10 cm

Kader 2.3 Aanbevolen afmetingen van de binnenmanchet (opblaasbare gedeelte)

	lengte	omtrek
kleine manchet	10-12 × 18-20 cm	slanke volwassenen, adolescenten
standaard manchet	12-13 × 26-30 cm	volwassenen met BMI van 25 of lager
grote manchet	12-13 × 35-40 cm	volwassenen met BMI hoger dan 25

onder het hartniveau zit, wordt de bloeddruk circa 7 mmHg te hoog gemeten. Bij de zittende patiënt kan men het beste de arm laten steunen op een tafel, of zelf ondersteunen met de hand (figuur 2.1). Bij een geheel afhangende arm wordt een te hoge bloeddruk gemeten. Ook bij de staande patiënt is de positie van de arm een groot praktisch probleem. Met de arm van de patiënt rustend op de schouder van de zittende waarnemer kan de manchet op harthoogte blijven. Het is dus nuttig om eens kritisch te kijken naar de hoogte van de patiëntenstoel in de spreekkamer, de hoogte waarop de arm komt te rusten tijdens het bloeddrukmeten en ten slotte de positie van de armmanchet ten opzichte van het borstbeen. Door het aanspannen van de bovenarm, zoals bij het maken van een vuist voor bloedafname, kan de bloeddruk wel 10% hoger uitvallen. Dat komt doordat de manchet meer weerstand ondervindt bij het afsluiten van de bovenarmslagader.

2.2.3 WITTEJASHYPERTENSIE EN WITTEJASEFFECT
Wittejashypertensie verwijst naar het fenomeen dat ongeveer 10-20% van de patiënten die tijdens een meting in de praktijk hypertensie hebben, bij het meten in de thuissituatie een normale bloeddruk laat zien. Met het wittejaseffect wordt een substantiële bloeddrukstijging op het spreekuur bedoeld bij patiënten die ook in de thuissituatie hypertensie hebben of hiervoor medicatie gebruiken. Substantieel is hierbij gedefinieerd als een bloeddrukverschil van > 20 mmHg systolisch of > 10 mmHg diastolisch ten opzichte van het daggemiddelde van de ambulante bloeddrukmeting of het gemiddelde bij zelfmeting thuis (zie kader 2.4). Het vaststellen van een wittejashypertensie is

belangrijk omdat deze patiënten geen hoger risico hebben op orgaanschade of HVZ dan patiënten met een normale bloeddruk. Hetzelfde geldt voor het wittejaseffect: patiënten die een duidelijk hogere bloeddruk hebben op het spreekuur lopen geen hoger risico op HVZ dan patiënten die deze stijging niet hebben. Het tijdig onderkennen van wittejashypertensie of een wittejaseffect voorkomt dus overbehandeling. Een wittejashypertensie of wittejaseffect is het meest uitgesproken als de bloeddruk door de arts wordt gemeten. Als een verpleegkundige of praktijkondersteuner de bloeddruk meet, is het wittejaseffect al veel minder uitgesproken en komen de bloeddrukwaarden beter overeen met het ambulante daggemiddelde, dat als gouden standaard geldt. De gemiddelde bloeddrukwaarde bij zelfmeting thuis komt het beste overeen met het ambulante daggemiddelde. Al met al is het dus beter als de bloeddruk niet door een arts wordt gemeten. In veel gevallen blijft het wittejaseffect echter aanwezig, ook als de bloeddruk wordt gemeten door iemand zonder witte jas (verpleegkundige, praktijkondersteuner of de patiënt zelf). De verhoging van de bloeddruk die bij een wittejashypertensie of -effect wordt gezien, lijkt dan ook vooral te worden veroorzaakt door de situatie van het bloeddrukmeten zelf. In de Engelstalige literatuur wordt 'wittejashypertensie' of 'wittejaseffect' daarom ook wel aangeduid met *cuff response*, in het Nederlands misschien het best te vertalen als manchetrespons of cuff-reactie. Patiënten met een wittejashypertensie of wittejaseffect gedragen zich niet anders dan patiënten zonder wittejashypertensie. Toch lijkt dit fenomeen iets vaker voor te komen bij oudere patiënten en bij vrouwen. Daarentegen is een wittejashypertensie zeldzaam bij bloeddrukwaarden boven de 180 mmHg systolisch. Orthostatische klachten zoals duizeligheid bij opstaan of zwarte vlekken voor de ogen en het ontbreken van orgaanschade (microalbuminurie, linkerkamerhypertrofie) kunnen een aanwijzing zijn voor het bestaan van een wittejashypertensie of -effect. Daarnaast zijn het wittejaseffect en wittejashypertensie een van de oorzaken van therapieresistentie. Het vaststellen van een wittejashypertensie of wittejaseffect kan alleen door de bloeddruk in de thuissituatie te meten. Een 24 uurs ambulante bloeddrukmeting is hierbij de gouden standaard, hoewel de meeste patiënten met een wittejashypertensie of -effect kunnen worden geïdentificeerd door zelfmeting thuis. In die gevallen dat er een duidelijk verschil is tussen de op het spreekuur gemeten en de thuis gemeten bloeddrukwaarden, wordt verificatie met behulp van een 24 uurs ambulante registratie aangeraden.

Ook als een patiënt een wittejashypertensie heeft, blijft controle van de bloeddruk noodzakelijk. Patiënten met een wittejashypertensie hebben namelijk een ongeveer tweemaal zo hoog risico om op termijn hypertensie te ontwikkelen vergeleken met patiënten die een normale bloeddruk in de spreekkamer hebben. Geadviseerd wordt de ambulante bloeddrukmeting na één tot twee jaar te herhalen of patiënten zelf de bloeddruk thuis te laten controleren. Voor patiënten met een belangrijk wittejaseffect geldt, dat het regelmatig controleren van de bloeddruk thuis overbehandeling van hypertensie kan voorkomen (zie bloeddrukmeting thuis).

Kader 2.4 Definitie wittejashypertensie en wittejaseffect
Wittejashypertensie: spreekuurbloeddruk ≥ 140/90 mmHg tijdens twee of meer spreekuurbezoeken, terwijl de bloeddruk thuis of ambulant < 135/85 mmHg overdag is bij een patiënt zonder medicatie.
Wittejaseffect: spreekuurbloeddruk > 20/10 mmHg hoger dan het ambulante daggemiddelde of de gemiddelde bloeddruk thuis bij een patiënt die thuis of ambulant een te hoge bloeddruk heeft of al behandeld wordt voor hypertensie.

2.2.4 GEMASKEERDE HYPERTENSIE
Gemaskeerde hypertensie verwijst naar de situatie waarbij de bloeddruk thuis verhoogd is, maar normaal is op het spreekuur (zie kader 2.5). Gemaskeerde hypertensie wordt dus bij toeval vastgesteld. Net als wittejashypertensie komt gemaskeerde hypertensie bij ongeveer 10% van de patiënten voor. Het lijkt erop dat gemaskeerde hypertensie berust op het toeval dat de bloeddruk op het spreekuur net normaal is. De meeste patiënten met gemaskeerde hypertensie hebben dan ook een hoog-normale bloeddruk (130-140 mmHg systolisch of 85-89 mmHg diastolisch) op het spreekuur. Hoewel patiënten met gemaskeerde hypertensie een vergelijkbaar risico op HVZ hebben als patiënten met zowel hypertensie thuis als op het spreekuur, is er afgesproken om niet actief op zoek te gaan naar deze patiëntengroep. Jaarlijkse controle van patiënten met een hoog-normale bloeddruk is waarschijnlijk voldoende om ervoor te zorgen dat het grootste deel van de patiënten met gemaskeerde hypertensie alsnog wordt geïdentificeerd en zo nodig hiervoor wordt behandeld.

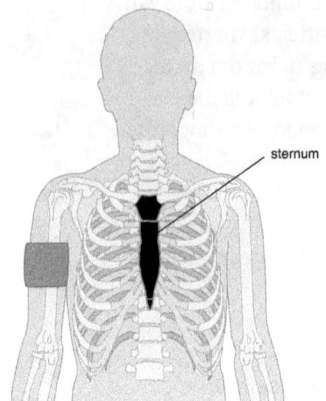

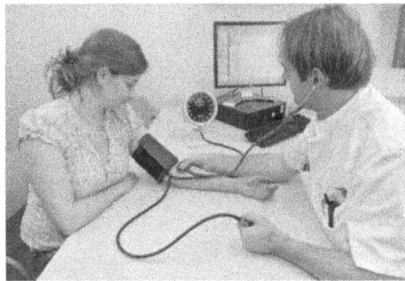 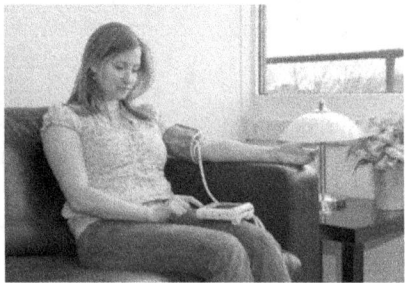

Figuur 2.1a-c *Voor een juiste schatting van de bloeddruk moet de manchet zich op harthoogte bevinden. In de voorbeelden zijn de juiste plaatsing van de manchet en ondersteuning van de arm weergegeven.*

Kader 2.5 Definitie gemaskeerde hypertensie
Een bloeddruk van < 140/90 mmHg tijdens twee of meer spreekuurbezoeken, terwijl de bloeddruk thuis of ambulant ≥ 135/85 mmHg overdag is bij een patiënt zonder medicatie.

2.3 Handmatige (of auscultatoire) bloeddrukmeting

De auscultatoire bloeddrukmeting is gebaseerd op het afsluiten van de bovenarmslagader door het oppompen en daarna geleidelijk laten leeglopen van een rubberen ballon die zich bevindt in een manchet op harthoogte rondom de bovenarm. Met behulp van een stethoscoop kan in de elleboogplooi de turbulentie in de bloedstroom worden waargenomen die ontstaat door het laten leeglopen van de ballon. De techniek van het afsluiten van de bloedstroom door een oppompbare ballon is voor het eerst beschreven door de Italiaan Riva Rocci in 1896. Naar Riva Rocci verwijst nog de aanduiding van de bloeddruk met RR. Riva Rocci gebruikte de polsslag om de bovendruk vast te stellen. Korotkov, een Russische chirurg, was degene die in 1905 op het idee kwam om met behulp van een stethoscoop de boven- en onderdruk vast te stellen door gebruik te maken van het verschijnen en verdwijnen van de vaattonen. Hij onderscheidde hierbij vijf fasen (korotkov-tonen I-V). In de praktijk worden alleen fase I en V gebruikt, waarbij fase I het moment beschrijft dat de tonen voor het eerst hoorbaar worden, de systole. Fase V beschrijft het moment waarop de tonen geheel verdwijnen, de diastole (figuur 2.2). Heel af en toe wordt ook korotkov-fase IV genoteerd, die duidt op het zachter worden van de tonen. Deze fase is alleen van belang als de bloeddruktonen niet verdwijnen bij het compleet leeg laten lopen van de ballon. Een dergelijke situatie, waarbij sprake blijft van een turbulente bloedstroom zonder dat druk wordt uitgeoefend op de bovenarmslagader, komt voor als er sprake is van een hyperdynamische bloedstroom zoals tijdens de zwangerschap (zie paragraaf 2.7).

Na het volgen van de algemene procedures (5 minuten rust, patiënt zittend, arm ondersteund, juiste manchetgrootte en -hoogte), is de procedure van de auscultatoire bloeddrukmeting als volgt:

- Houd de membraan van de stethoscoop in de elleboogplooi op de bovenarmslagader (de korotkov-tonen zijn laagfrequent en zouden dus iets beter met de klok gehoord kunnen worden, maar de membraan heeft een grotere diameter en is dus gemakkelijker in positie te brengen en te houden).
- Pomp de rubberen ballon snel op tot ongeveer 200 mm kwik. Hoort men direct vaattonen, dan snel verder oppompen tot 240 mm Hg. Bij volgende metingen oppompen tot 30 mm boven de geschatte systolische druk.
- Lees de bloeddruk met een nauwkeurigheid van 2 mmHg af. De manchetdruk moet daarom rond de verwachte bloeddrukwaarden langzaam dalen, met een snelheid van 2 mmHg per seconde: het eigenlijke meten van de bloeddruk duurt dus ongeveer een minuut!

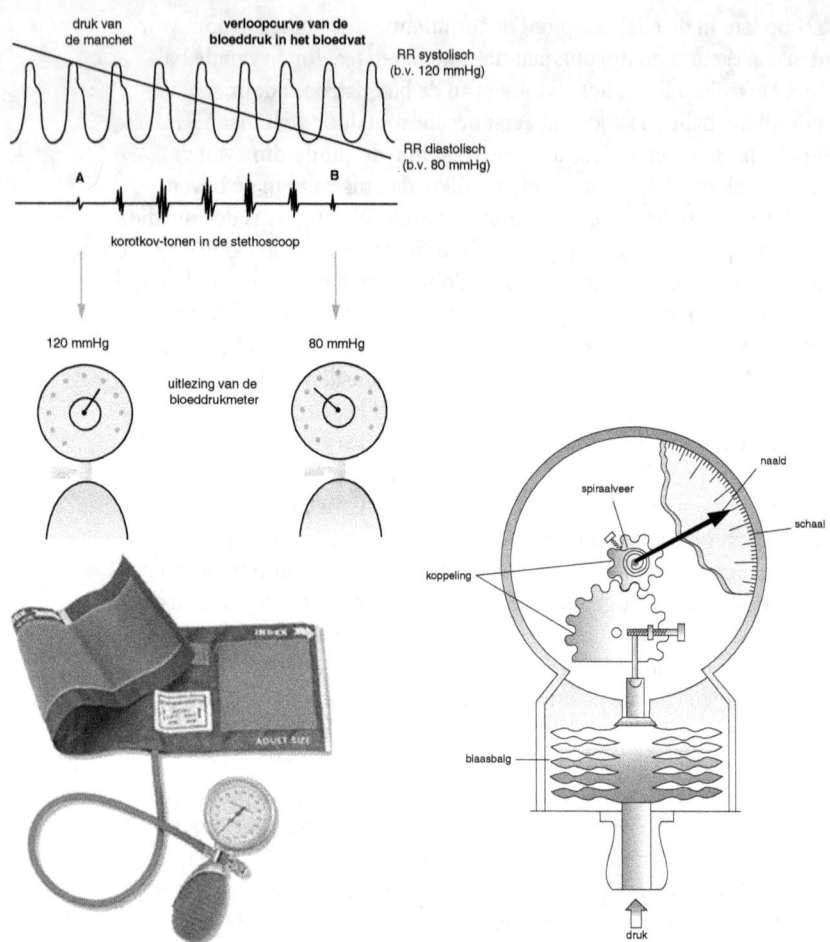

Figuur 2.2a-c Op het moment dat het verschijnen en verdwijnen van de korotkov-tonen I en V wordt waargenomen met de stethoscoop, wordt de druk in de rubberen ballon afgelezen op een kwikkolom of wijzerplaat (a). Omdat in Nederland kwik vanwege milieuwetgeving is verboden, wordt hier tegenwoordig de veermanometer of aneroïde bloeddrukmeter gebruikt (b) als alternatief voor de kwikmanometer. De veermanometer werkt op luchtdruk in plaats van kwikdruk. De luchtdruk die door het oppompen in de rubberen ballon ontstaat, zorgt ervoor dat een veer wordt ingedrukt. Het indrukken van de veer veroorzaakt via een mechaniek een verschuiving van de wijzer op de wijzerplaat. Bij het leeglopen van de rubberen ballon ontspant de veer zich weer (c). Het nadeel van de veermanometer is dat door het steeds weer indrukken en ontspannen van de veer kleine verschuivingen ontstaan in de wijzerplaat. Het is dus essentieel om elke veermanometer ten minste eens in de twee jaar te laten ijken via de leverancier. Veermanometers die in een tas worden meegenomen voor huisbezoek dienen vaker te worden geijkt.

- De systolische bloeddruk wordt afgelezen op het moment dat de tonen voor het eerst hoorbaar worden, de diastolische druk wordt afgelezen op het moment dat de tonen geheel verdwijnen (korotkov-fase I en V). Beide waarden worden genoteerd.
- Op dezelfde wijze wordt vervolgens de bloeddruk aan de andere arm gemeten (eerste bezoek), of nogmaals aan dezelfde arm (vervolgbezoeken).

2.4 Automatische (of oscillometrische) bloeddrukmeting

Bij oscillometrie worden de slingeringen van de vaatwand gedetecteerd, die ontstaan tijdens het oppompen en laten leeglopen van de opblaasbare manchet. De maximale slingering die herkend wordt, komt goed overeen met het niveau van de gemiddelde arteriële druk ('mean arterial pressure'; MAP). De systole en diastole worden vervolgens berekend op basis van deze druk. De bloeddrukmeting met deze techniek blijkt opvallend accuraat. Niettemin kunnen er incidenteel grote verschillen optreden tussen de oscillometrie en de klassieke stethoscoopmethode en soms lukt het in het geheel niet om een betrouwbare meting te doen. De beperkingen van de oscillometrische techniek doen zich vooral voor bij bloeddrukmetingen tijdens de zwangerschap en bij boezemfibrilleren met een snelle volgfrequentie. Bij patiënten met stijve bloedvaten – ouderen, patiënten met DM2 – zijn er aanwijzingen dat de oscillometrische methode de werkelijke bloeddruk overschat. Met andere woorden, bij deze patiënten geeft het apparaat in sommige situaties een hogere bloeddrukwaarde weer dan in werkelijkheid het geval is. Er moet dus een afweging worden gemaakt tussen twee 'kwaden'. De slechtste scenario's zijn: een onnauwkeurige korotkov-meting door een gehaaste en niet geconcentreerde waarnemer met een niet-goed geijkte, matig afleesbare aneroïde manometer, tegen de incidenteel flinke overschatting van de bloeddruk bij oscillometrische meting. Goedkeuring volgens het testprotocol van de European Society of Hypertension (ESH) – *pass or fail* – biedt de beste garantie dat men een deugdelijk apparaat aanschaft (figuur 2.3). Voor een overzicht van volgens dit protocol goedgekeurde apparaten kan het beste de website www.dableducational.org worden geraadpleegd (selectie *Devices* en *Sphygmomanometers for clinical use*). Oscillometrische apparaten hoeven niet geijkt te worden. Na verloop

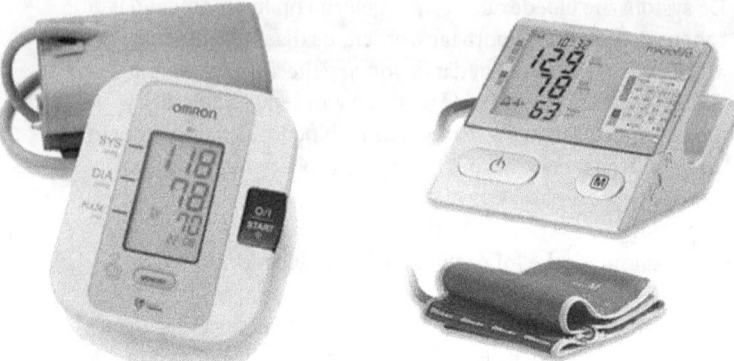

Figuur 2.3a-b *Twee voorbeelden van een gevalideerde automatische (oscillometrische) bloeddrukmeter. Beide apparaten hebben een geheugenfunctie. Op het display zijn de systolische en diastolische bloeddrukwaarde duidelijk weergegeven. Hieronder is de polsfrequentie zichtbaar.*

van tijd kan, net als bij de handmatig werkende apparaten, een lek optreden in de luchtslang. Het apparaat zal dan vaak zelf een foutmelding geven.

De procedure van de oscillometrische bloeddrukmeting is eenvoudig. Na het volgen van de algemene procedures die gelden voor een bloeddrukmeting – namelijk minimaal vijf minuten rust, patiënt zittend, arm ondersteund, juiste manchetgrootte en -hoogte – volstaat een druk op de knop, waarna de manchet zich automatisch opblaast en ledigt. De systolische en diastolische bloeddruk kunnen vervolgens samen met de polsfrequentie op de monitor worden afgelezen. Alle bloeddrukmeters voor thuis en ambulant meten werken oscillometrisch en in de spreekkamer worden ze nu ook steeds meer gebruikt. Het vaststellen van de bloeddruk met behulp van de 'ouderwetse' auscultatoire methode blijft echter nodig, om in situaties waarbij het oscillometrisch vaststellen van de bloeddruk onbetrouwbaar is, zoals bij boezemfibrilleren met een zeer onregelmatig hartritme en tijdens de zwangerschap, adequaat de bloeddruk te kunnen blijven meten.

2.5 Bloeddrukmeting thuis

2.5.1 ALGEMEEN

Hoewel de bloeddruk op het spreekuur een duidelijke voorspeller is voor het risico op HVZ, kan de spreekuurmeting door vele factoren worden beïnvloed, waardoor de bloeddrukwaarde vaak te hoog en in sommige gevallen te laag uitvalt (zie paragraaf 2.2 over bloeddrukvariabiliteit). Een deel van de ongewenste bloeddrukverhogingen die gepaard gaan met praten, een volle blaas of angst voor de dokter kan worden weggenomen door de bloeddruk te laten meten door een verpleegkundige of praktijkondersteuner onder gestandaardiseerde condities en in een rustige omgeving. Dit voorkomt echter niet dat er grote verschillen kunnen blijven bestaan tussen de bloeddruk op het spreekuur en de bloeddruk thuis. Deze verschillen kunnen zowel hoger als lager uitvallen. Het zelf meten van de bloeddruk thuis – voor het eerst beschreven door de Engelse fysioloog Hill in 1898! – is, na een lange evaluatieperiode, de laatste jaren snel populair geworden. Dit komt onder meer doordat er nu een aantal uitstekend werkende en, zeker in vergelijking met ambulante meters, relatief goedkope automatische bloeddrukmeters beschikbaar zijn. Daarnaast heeft bloeddrukmeten thuis als voordeel dat de patiënt gedurende langere tijd en op meerdere momenten van de dag zelf zijn bloeddruk kan controleren. Betrokkenheid bij de behandeling verhoogt de therapietrouw. Bij zelfmeting thuis blijft de bloeddruk met minder medicatie onder controle in vergelijking met spreekuurmetingen. Zelfmeting thuis identificeert, net als 24-uurs ambulante meting, patiënten met een wittejashypertensie of wittejaseffect, en kan zo overbehandeling opsporen. Daarnaast zijn er patiënten die een normale bloeddruk hebben op het spreekuur maar een verhoogde bloeddruk in de thuissituatie, bijvoorbeeld doordat ze vóór het bezoek hun ochtendmedicatie hebben ingenomen. Bij deze patiënten met zogeheten gemaskeerde hypertensie kan thuismeting onderbehandeling op het spoor komen.

De meeste patiënten met gemaskeerde hypertensie of wittejashypertensie hebben bloeddrukwaarden die rond de drempelwaarde liggen. Anders gezegd, bloeddrukmeting thuis is dus vooral nuttig bij patiënten met spreekuurwaarden net boven of onder de 140/90 mmHg. De indicaties voor het thuismeten van de bloeddruk staan in kader 2.6 samengevat.

Thuismeten is niet voor iedereen geschikt. Bij patiënten met ritmestoornissen wordt thuismeting afgeraden omdat van de huidige apparaten niet goed bekend is of er een betrouwbare bloeddrukmeting mee kan worden verkregen. Voor het meten van de bloeddruk in de zwangerschap is maar een beperkt aantal gevalideerde automatische

> **Kader 2.6 Indicaties bloeddrukmeten thuis**
> – Patiënten die medicamenteus behandeld worden voor hypertensie met als doel:
>   1 verbeteren van de zelfredzaamheid;
>   2 zelf kunnen evalueren van het effect van de behandeling;
>   3 verbeteren van de therapietrouw;
> – patiënten met een vermoed of aangetoond wittejaseffect;
> – opsporing van gemaskeerde hypertensie;
> – patiënten met bloeddrukwaarden rond de drempelwaarde voor behandeling.

apparaten beschikbaar. Het thuismeten van de bloeddruk kan te moeilijk of te belastend zijn voor de patiënt. Bij sommige patiënten veroorzaakt de bloeddrukmeter onrust, met als gevolg dat ofwel heel vaak, ofwel helemaal niet gemeten wordt. Bij patiënten met extreem verstijfde bloedvaten, zoals gezien wordt bij ouderen en bij patiënten met diabetes mellitus, kan een elektronische bloeddrukmeter vertekende waarden geven (zie ook paragraaf 2.4).

Daarnaast zorgt een verkeerde of geflatteerde rapportage van de bloeddruk ervoor dat 1 op 10 patiënten in een andere bloeddrukcategorie valt wanneer wordt afgegaan op het dagboek. Controle van de bloeddruk op het spreekuur blijft dus noodzakelijk. Bij (grote) verschillen tussen de bloeddruk op het spreekuur en de bloeddruk thuis is een ambulante bloeddrukmeting aangewezen.

Ten slotte is het van belang te vermelden dat automatische bloeddrukmeters voor patiënten met hypertensie (nog) niet vergoed worden door de meeste zorgverzekeraars. Hoewel de apparaten niet heel erg duur zijn, meestal tussen de 80 en 100 euro, kan dit een belemmering vormen voor de aanschaf van een goede gevalideerde bloeddrukmeter.

Al met al wegen de voordelen van bloeddrukmeting thuis op tegen de bezwaren. Het gedurende een week uitlenen van meters via de huisartsenpraktijk is een uitstekende manier om het nut van thuismeten te evalueren en die patiënten te identificeren die niet geschikt zijn om hun bloeddruk thuis te controleren. De voor- en nadelen van thuismeten ten opzichte van spreekuurmeting staan samengevat in kader 2.7.

Kader 2.7 Voor- en nadelen van het bloeddrukmeten thuis

Voordelen	nadelen
bloeddrukcontrole over lange periode mogelijk	invloed externe factoren niet te controleren
uitschakelen wittejaseffect	verlies controle door arts/zelfmedicatie
verbetering therapietrouw	onrust/fixatie
voorkomen over- of onderbehandeling	verkeerde/geflatteerde rapportage van de bloeddruk
kostenbesparend	door meeste verzekeraars (nog) niet vergoed

2.5.2 APPARATEN VOOR THUISMETING

In de laatste tien jaar zijn er veel verschillende automatische bloeddrukmeters op de markt gekomen, die het mogelijk maken de bloeddruk eenvoudig zelf te controleren. Helaas zijn niet al deze apparaten betrouwbaar. Polsbloeddrukmeters worden afgeraden omdat de bloeddrukregistratie bij het gebruik van deze apparaten sterk afhangt van de positie van de arm. Bloeddrukapparaten die meten aan de bovenarm geven doorgaans een betrouwbare weergave van de bloeddruk. Belangrijk is om vóór aanschaf van de bloeddrukmeter te kijken of deze gevalideerd is. Met valideren wordt in dit verband bedoeld, dat geëvalueerd is of de bloeddruk die door het apparaat gemeten wordt goed overeenkomt met de bloeddruk die volgens de auscultatoire methode wordt gemeten. Of een apparaat wel of niet gevalideerd is, kan worden nagegaan op de uitstekend bijgehouden website www.dableductional.org onder het kopje 'devices': *upper arm devices for self measurement of blood pressure*. Alle aanbevolen apparaten staan in groen weergegeven. Gebruik van een apparaat met printer of dataopslag wordt sterk aanbevolen om het risico te vermijden op selectieve rapportage door de patiënten (deze zou wel 25% bedragen!). Veel van de nieuwere apparaten hebben een geheugenfunctie om de gemeten bloeddrukwaarden op te slaan. Gecombineerd met een logboek waarin de datum en het tijdstip van de gerapporteerde metingen staan genoteerd, verhoogt het de betrouwbaarheid van het thuismeten. Om geen metingen uit het geheugen kwijt te raken, is het verstandig om een apparaat te kiezen met voldoende geheugencapaciteit, waarmee ten minste 40-50 metingen kunnen worden opgeslagen. Uiteraard moet naast het vinden van de juiste meter ook gelet worden op de manchetgrootte. Deze lijkt bij gebruik van een automatisch apparaat veel minder uit te maken dan bij de handmatige methode. Dit komt doordat de bloeddruk op een andere manier wordt gemeten (oscillatoir versus sfygmomanometrisch). Bij een automatische bloeddrukmeting volstaat daarom in de meeste gevallen een standaard- of grote manchet (zie kader 2.3). De enige voorwaarde is dat de manchet goed om de bovenarm past.

2.5.3 INSTRUCTIE VOOR THUISMETING

Alvorens een apparaat door de patiënt te laten gebruiken, is het aan te bevelen de bloeddruk eerst handmatig (auscultatoir) te meten (zie paragraaf 2.3). Op deze manier kan worden nagegaan of er grote links-rechtsverschillen bestaan en of de bloeddrukwaarden overeenkomen met de oscillometrisch gemeten waarden. Bij sommige patiënten (patiënten met boezemfibrilleren en snelle volgfrequentie, uitgebreide atherosclerose, of erg dunne of dikke armen) lukt het niet een goede meting te verkrijgen. In deze gevallen is thuismeting onmogelijk. Na de auscultatoire meting is het verstandig ten minste één oscillometrische meting voor te doen en de patiënt vervolgens zelf de bloeddrukband te laten omdoen en te laten meten. Let hierbij goed op de plaatsing en het niet te strak aantrekken van de manchet. De patiënt wordt gevraagd de gemeten bloeddrukwaarden in een dagboek of Word/Excel-bestand op te schrijven. Een voorbeeld van een dergelijke bloeddruklijst is achterin dit boek weergegeven (bijlage 3). Hierin worden ook eventuele bijzonderheden vermeld (bijv. duizeligheid, hoofdpijn, medicatie net ingenomen enz.).

Gebruikelijk is om een week lang de bloeddruk bij te houden. Hierbij wordt de patiënt gevraagd op zeven achtereenvolgende dagen de bloeddruk (en pols) bij te houden door tweemaal 's ochtends en tweemaal 's avonds te meten, vlak na het opstaan en voor het naar bed gaan. De procedure voor het zelfmeten van de bloeddruk is samengevat in kader 2.8. De voorwaarden voor het betrouwbaar meten van de bloeddruk thuis zijn niet anders dan voor de bloeddrukmeting op het spreekuur. De patiënt wordt verzocht geen metingen tussendoor te verrichten, tenzij er klachten zijn (bijv. duizeligheid, hoofdpijn). Deze klachten dienen in dat geval genoteerd te worden. Alle metingen worden steeds rond hetzelfde tijdstip en altijd aan dezelfde arm verricht en samen met de polsfrequentie opgeschreven. Het is belangrijk patiënten zorgvuldig te instrueren om overgebruik en zelf geïnitieerde medicatiewisselingen te voorkomen. Leg uit dat de bloeddruk variabel is en dus soms heel hoog en soms relatief laag kan zijn zonder dat dit verder betekenis heeft. Als de bloeddruk bij herhaling veel te hoog is (bijv. ≥ 180/110 mmHg), laat de patiënt dan contact opnemen. Dit alles gaat vaak ook prima per e-mail. Spreek duidelijke grenzen af waarboven de patiënt moet bellen en zorg dat de praktijk bereikbaar is.

Kader 2.8 Instructies voor thuismeten
- Meetperiode: 5-7 opeenvolgende dagen.
- Frequentie metingen: elke dag twee meetsessies.
- Tijdstip: 's ochtends direct na het opstaan en het lozen van de ochtendurine, 's avonds vlak voor het naar bed gaan.
- Aantal metingen: twee per keer, tenzij het verschil > 5 mmHg bedraagt; dan extra metingen totdat twee metingen gevonden zijn met een verschil van ≤ 5 mmHg.
- Positie: zittend, arm op tafelhoogte, voeten plat op de grond, niet praten tijdens de meting, meet in rust! Let op: de bloeddruk altijd meten aan dezelfde arm, vermijd knellende of dikke kleding rond de bovenarm.
- Dagboek: noteer de bloeddrukwaarden en extra metingen, noteer eventuele klachten en het tijdstip van medicatie-inname (bijlage 3 of www.vg-amc.nl/?w=amcvasc&p=richtlijnen_hypertensie).
- Soort meter: zie voor gevalideerde bloeddrukmeters www.dableductional.org

2.5.4 NORMAALWAARDEN EN INTERPRETATIE

Voor het berekenen van de gemiddelde bloeddruk van de thuis gemeten waarden wordt de eerste meetdag niet meegenomen in de berekeningen ofwel 'weggegooid'. Dit gebeurt omdat de gemiddelde bloeddruk gedurende deze eerste meetdag vaak substantieel hoger is dan de gemiddelde bloeddruk op de overige meetdagen. Van de overige zes meetdagen (totaal 6 × 4 = 24 metingen) worden het totaal gemiddelde en de ochtend- en avondgemiddelden berekend. Deze gemiddelden worden genoteerd samen met de gemiddelde polsfrequentie en het aantal succesvol verrichte metingen (zie figuur 2.4). Een minimum van vijf geslaagde meetdagen lijkt nodig om een betrouwbare schatting te krijgen van de werkelijke bloeddruk. Bij minder dan vijf geslaagde meetdagen is het aan te bevelen de thuismeting te herhalen.

Aanvrager:			
Patiënt:			Geb. datum: 01.01.60
Patiëntnummer:			
Datum: 01.06.10	Meter: Omron		
Bloeddruk in spreekkamer:	124 / 81	mmHg	pols 63 BPM (n=2)
Bloeddrukmetingen thuis: Totaal gemiddelde Ochtendgemiddelde Avondgemiddelde	 147 / 85 141 / 79 152 / 90	 mmHg mmHg mmHg	 pols 75 BPM (n=16) pols 67 BPM (n=8) pols 84 BPM (n=8)
Medicatie: HCTZ 25 mg 1dd, lisinopril 10 mg 1 dd			
Commentaar thuismetingen: De patiënt heeft zeven extra metingen gedaan, hierbij staan geen klachten vermeld. Patiënt heeft 2 dagen vergeten te meten (vrijdag en zaterdag), waardoor er minder metingen zijn verricht.			
Conclusie: Hypertensie graad I, waarschijnlijk gemaskeerd gezien normale spreekuurwaarde.			

Figuur 2.4 *Voorbeeld van een thuismeetverslag.*

De normaalwaarde voor thuismeting is, net als bij de ambulante meting overdag, vastgesteld op een gemiddelde bloeddruk van < 135/85 mmHg. Met andere woorden, de grens voor hypertensie ligt zowel systolisch als diastolisch 5 mmHg lager bij thuismeting dan in de spreekkamer. Deze grenswaarde is gekozen in de wetenschap dat een spreekuurbezoek een gemiddelde stijging geeft van ongeveer 5 mmHg voor de systolische en diastolische bloeddruk. In dit geval is dus al bij een bloeddruk van 135/85 mmHg of hoger sprake van hypertensie. Voor patiënten met DM2 en HVZ zijn (nog) geen aparte streefwaarden geformuleerd en lijkt het verstandig om vooralsnog dezelfde streefwaarde (< 130/80 mmHg) te hanteren als op het spreekuur. Omdat bij thuismeting net als bij 24 uurs ambulante meting een verschil kan worden waargenomen met de op het spreekuur gemeten bloeddruk, kan door middel van thuismeting zowel een wittejas- als een gemaskeerde hypertensie worden opgespoord. Hierbij zijn dezelfde definities van toepassing als bij de vergelijking tussen spreekuur- en ambulante meting, zoals eerder besproken. Verschillen tussen de thuis gemeten bloeddrukwaarden en de metingen op het spreekuur kunnen ook worden veroorzaakt doordat het thuismeten niet op de juiste manier of op de juiste momenten is gebeurd. Daarom is bij een groot verschil tussen beide aanvullend onderzoek in de vorm van een ambulante bloeddrukmeting aangewezen.

2.5.5 CASUÏSTIEK: THUISMETING

In de onderstaande casussen zijn de ochtend- en avondwaarden weergegeven in een Excel-grafiek (zie www.vg-amc.nl/ ?w=amcvasc&p=richtlijnen_hypertensie). Om de interpretatie te vergemakkelijken, zijn de twee ochtend- en avondmetingen gemiddeld. De systole wordt weergegeven door de zwarte lijn, de diastole door de groene lijn. De hartslag is als een grijze lijn aangeduid. De eerste dag is wel weergegeven in de grafiek, maar wordt niet meegenomen in de berekening van het gemiddelde. HBPM staat voor 'home blood pressure measurement'.

Casus 2.1

Een 48-jarige vrouw met een positieve familieanamnese voor hypertensie en overgewicht (BMI 28) bezoekt het spreekuur. Zij wil graag een keer haar bloeddruk laten controleren. U meet een spreekuurbloeddruk van 155/104 mmHg. Mevrouw gebruikt geen medicatie. Om te evalueren of er daadwerkelijk sprake is van hypertensie, verzoekt u de patiënte zelf een week lang de bloeddruk op te nemen.

HBPM: 24/24 metingen geslaagd, ochtendgemiddelde 146/102 mmHg, avondgemiddelde 161/108 mmHg, totaal gemiddelde 154/105 mmHg.

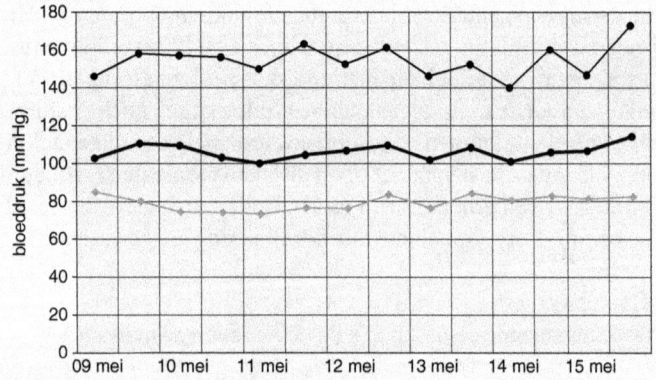

Figuur 2.5 *Registratie van de gedurende een week verrichte metingen.*

Vraag 2.1 Wat is uw conclusie bij deze patiënte?

Casus 2.2
Een vrouw van 41 jaar is bekend met hypertensie, waarvoor zij lisinopril 10 mg 1dd1 tab gebruikt. Op het spreekuur, ongeveer drie uur na het innemen van haar ochtendmedicatie, heeft zij een bloeddruk van 122/92 mmHg. Zij heeft geen klachten. Om te evalueren of zij goed is ingesteld, vraagt u haar om zelf thuis zeven dagen achtereen haar bloeddruk te meten.

HBPM: 24/24 metingen geslaagd, ochtendgemiddelde 132/96 mmHg, avondgemiddelde 140/100 mmHg, totaal gemiddelde 136/98 mmHg.

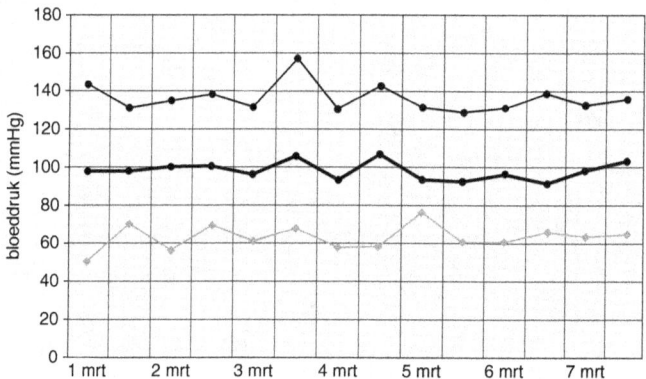

Figuur 2.6 *Registratie van de gedurende een week verrichte metingen.*

Vraag 2.2 Wat valt u op bij deze meting? Wat is uw conclusie?

Casus 2.3

Een 72-jarige vrouw met een bloeddruk van 150/72 mmHg komt op het spreekuur voor controle van haar bloeddruk. Zij gebruikt irbesartan 300 mg 1dd1 tab, hydrochloorthiazide 25 mg 1dd1 tab en amlodipine 10 mg 1dd1 tab. Er is geen orgaanschade in de vorm van microalbuminurie of linkerventrikelhypertrofie op het ecg. De vraag is of er sprake zou kunnen zijn van een wittejaseffect.

HBPM: 24/24 metingen geslaagd, ochtendgemiddelde 119/77 mmHg, avondgemiddelde 116/77 mmHg, totaal gemiddelde 118/77 mmHg.

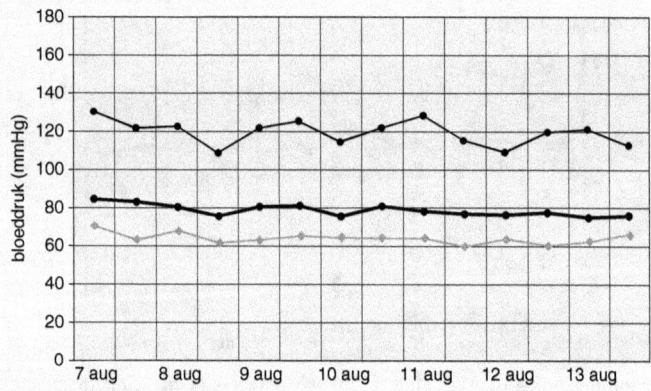

Figuur 2.7 *Registratie van de gedurende een week verrichte metingen.*

Vraag 2.3 Wat valt u op aan deze registratie? Wat is uw conclusie?

Casus 2.4

Een 61-jarige man komt voor controle van zijn hypertensie op het spreekuur. Hij heeft een bloeddruk van 160/81 mmHg. Hij gebruikt hydrochloorthiazide 25 mg 1dd1 tab en nifedipine retard 30 mg 1dd1 tab. De vraag is of de bloeddruk goed is ingesteld.

HBPM: 24/24 metingen geslaagd, ochtendgemiddelde 153/81 mmHg, avondgemiddelde 125/67 mmHg, totaal gemiddelde 139/74 mmHg.

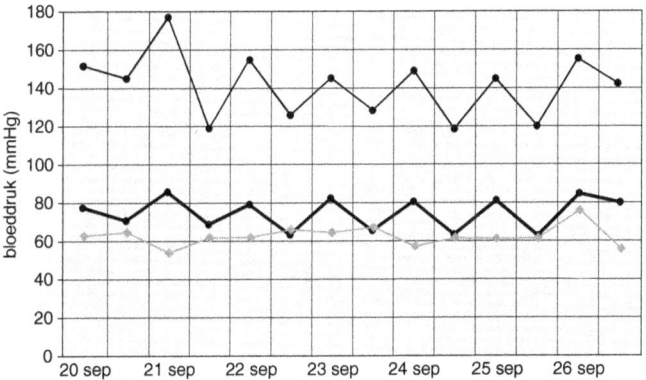

Figuur 2.8 *Registratie van de gedurende een week verrichte metingen.*

Vraag 2.4 *Wat valt u op aan deze registratie? Wat is uw conclusie?*

Casus 2.5

Een 54-jarige man bekend met een status na een percutane transluminale angioplastiek (PTA) met stentplaatsing wegens coronairlijden meldt zich op het spreekuur voor controle. De spreekuurbloeddruk is 146/87 mmHg bij gebruik van metoprolol 100 mg 1dd1 tab, lisinopril 10 mg 1dd1 tab en hydrochloorthiazide 12,5 mg 1dd1 tab. De vraag is hoe de bloeddruk nu is ingesteld.

HBPM: 16/24 metingen geslaagd, ochtendgemiddelde 134/81 mmHg met een pols van 78/min, avondgemiddelde 158/92 mmHg met een pols van 83/min, totaal gemiddelde 143/85 mmHg, gemiddelde pols 80/min.

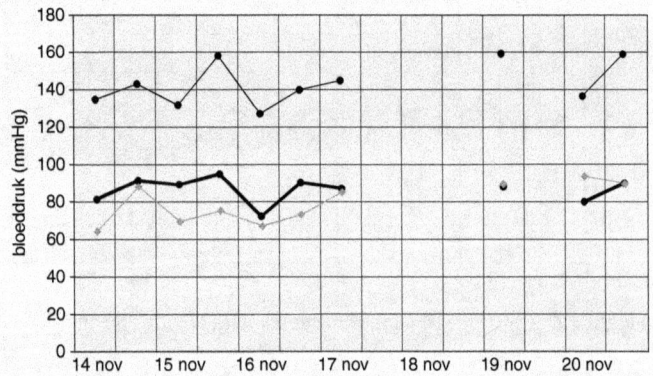

Figuur 2.9 *Registratie van de gedurende een week verrichte metingen.*

Vraag 2.5 *Wat valt u op aan deze registratie? Wat is uw conclusie?*

2.6 Ambulante of 24 uurs bloeddrukmeting

2.6.1 ALGEMEEN

Ambulante of 24 uurs bloeddrukmeting wordt beschouwd als de beste schatter van de bloeddruk. Dat is niet verwonderlijk omdat tijdens een ambulante meting gedurende een etmaal meestal tussen de 60 en 80 metingen worden verricht onder verschillende omstandigheden. De gemiddelde bloeddrukwaarde die daardoor wordt verkregen voorspelt het risico op HVZ veel beter dan de op het spreekuur gemeten waarde. Het verschil tussen spreekuur- en ambulante meting in het voorspellen van HVZ neemt toe bij hogere bloeddrukwaarden. Dit is van groot belang bij de interpretatie van de ambulante bloeddruk. Het betekent dat een matig tot ernstig verhoogde ambulante bloeddruk een veel hoger risico geeft op HVZ dan dezelfde bloeddrukwaarde op het spreekuur. Uit de grafiek (figuur 2.10) valt af te leiden dat een gemiddelde ambulante bloeddruk van 140 mmHg systolisch overdag een vergelijkbaar cardiovasculair risico geeft als een spreekuurbloeddruk van 160 mmHg!

Ambulante bloeddrukmeting is vooral van belang gebleken om patiënten te identificeren met wittejashypertensie of wittejaseffect. Daarnaast kan het gebruikt worden om patiënten met gemaskeerde hypertensie op te sporen. Patiënten met wittejashypertensie of gemaskeerde hypertensie kan men op het spoor komen wanneer een discrepantie gezien wordt tussen de spreekuurbloeddruk en de aan-

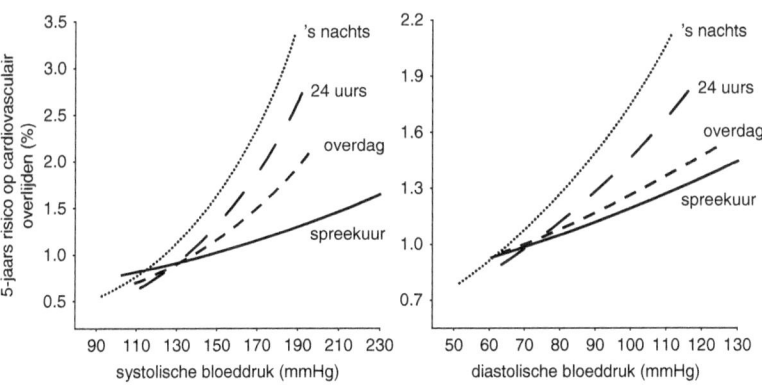

Figuur 2.10 Relatie tussen de spreekuurbloeddruk (clinic) en het dag-, nacht- en 24 uursgemiddelde bij ambulante meting, en het risico op overlijden als gevolg van HVZ.

wezigheid van hypertensieve orgaanschade, zoals linkerventrikelhypertrofie of microalbuminurie. Gemaskeerde hypertensie en wittejashypertensie kunnen ook worden herkend, wanneer er een groot verschil bestaat tussen de spreekuur- en de thuis gemeten bloeddruk. Een tweede toepassing van ambulante bloeddrukmeting is om informatie te krijgen over perioden van overbehandeling, bijvoorbeeld door de aanwezigheid van orthostatische klachten (duizeligheid bij opstaan, flauwvallen).

Andere (specialistische) indicaties voor ambulante bloeddrukmeting zijn therapieresistente hypertensie, evaluatie van autonome disfunctie (bijv. bij de ziekte van Parkinson), analyse van hypertensie in de zwangerschap en de evaluatie van de effecten van geneesmiddelen in het kader van onderzoek. De indicaties voor ambulante bloeddrukmeting zijn in kader 2.9 samengevat. In Nederland wordt ambulante bloeddrukmeting door de huisarts sinds januari 2007 vergoed door de zorgverzekeraars.

Kader 2.9 Indicaties ambulante bloeddrukmeting
- Discrepantie tussen spreekuurbloeddruk en aanwezigheid van hypertensieve orgaanschade (linkerventrikelhypertrofie, microalbuminurie);
- discrepantie tussen de thuis gemeten bloeddruk en de bloeddruk op het spreekuur;
- verdenking op overbehandeling (bijv. aanwezigheid van orthostase);
- therapieresistente hypertensie;
- autonome disfunctie (bijv. bij de ziekte van Parkinson);
- hypertensie in de zwangerschap;
- evaluatie van het effect van geneesmiddelen (in het kader van wetenschappelijk onderzoek).

2.6.2 APPARATUUR

De keuze is beperkt tot een klein aantal in Nederland verkrijgbare, door de European Society of Hypertension (ESH) goedgekeurde apparaten, zoals te zien op de eerder genoemde website www.dableducational.org (*Devices >Sphygmomanometers for ambulatory blood pressure measurement*). Alle apparaten zijn klein en licht van gewicht (figuur 2.11).

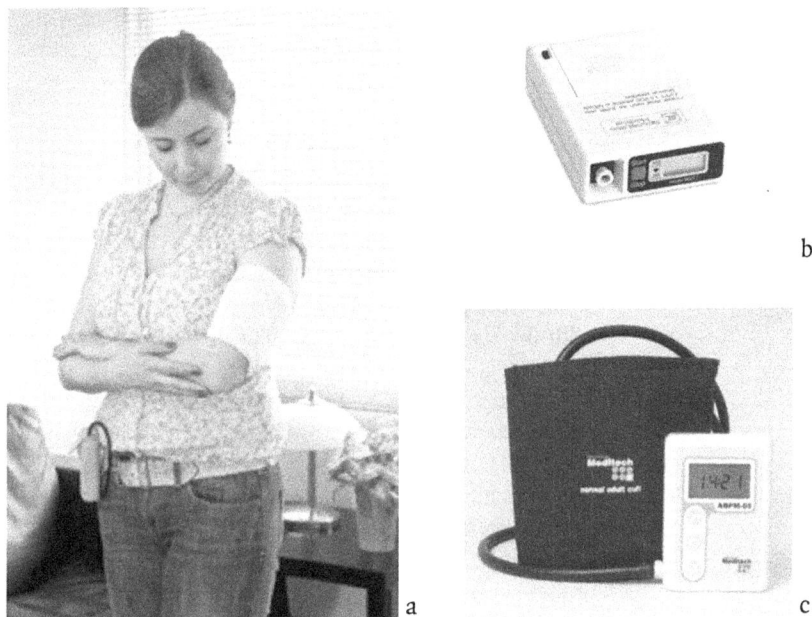

Figuur 2.11a-c Ambulante bloeddrukmeters. a Hier is te zien hoe een ambulante bloeddrukmeter het beste bevestigd kan worden: met het kastje aan de broekriem en de verbindingsslang onder de kleding via de nek naar de manchet aan de andere zijde. Uit hygiënische overwegingen is om de manchet een afgeknipt stuk tubigrip (maat F) bevestigd. b Spacelabs 90207 met aan-uitknop en een knop voor extra metingen. Bij deze meter dient de dag-nachtovergang van tevoren geprogrammeerd te worden via de bijgeleverde software. c MediTech ABPM 05 met onder het display, naast een knop voor extra metingen, een knop om klachten aan te geven en een knop om het begin en einde van de nacht aan te geven.

Verschillen zitten onder meer in de wijze van presentatie van de bloeddrukprofielen, maar ook in de snelheid van oppompen en leeglopen van de manchet. Omdat het tijdstip van slapen wisselt, is het handig als het apparaat voorzien is van een speciale nachtknop wanneer men minder vaak 's nachts wil laten meten. Hierdoor hoeft niet achteraf voor de juiste nachttijd gecorrigeerd te worden. Bij een snelle hartfrequentie (> 100/min) zoals bij paroxismaal boezemfibrilleren, is het apparaat meestal niet in staat een bloeddruk te registreren en ontstaan foutmeldingen. Als veel onbegrepen foutmeldingen aanwezig zijn, dient met de mogelijkheid van een ritmestoornis rekening te worden gehouden. Foutmeldingen kunnen ook ontstaan als de manchet is verschoven of als de manchet/verbindingsslang wordt afgekneld, bijvoorbeeld bij het slapen.

2.6.3 INSTELLINGEN EN AANSLUITPROCEDURE

Zorg vóór iedere nieuwe 24 uursmeting dat de batterijen vervangen zijn. De afspraak is minimaal één meting per 30 minuten, zowel overdag als 's nachts. Meestal stelt men de meetfrequentie overdag in op een interval van 15 of 20 minuten, om beter rekening te kunnen houden met het verhoogde activiteitenniveau en de daarbij horende grotere bloeddrukvariabiliteit. Na de instructie dient de ambulante meter te worden aangesloten. Voor een geslaagde ambulante meting is het belangrijk de patiënt goed te instrueren (volgende paragraaf). Reken op in totaal 30 minuten. Na de instructie wordt de juiste manchetmaat gekozen. Hierna wordt het apparaat aangezet en worden er drie metingen gedaan, zittend in rust. Voor het meten van de bloeddruk worden dezelfde maatregelen genomen als bij een conventionele meting (zie kader 2.1). Eerst wordt aan beide armen gemeten. Net als bij een eerste spreekuurmeting wordt bij een verschil van 10 mmHg of meer tussen beide armen, de arm met de hoogste bloeddruk gekozen voor de meting. Als het verschil kleiner is dan 10 mmHg maakt het niet uit en kan voor het gemak beter de niet-dominante arm worden gekozen (de arm waarmee niet wordt geschreven). Schakel zo mogelijk het display uit. Vervolgens kan het monitorkastje in een zakje om de hals of, nog makkelijker, aan de broekriem worden vastgemaakt aan de kant van de arm waar niet gemeten wordt. De verbindingsslang kan dan via de nek worden verbonden aan de manchet en zit op deze manier niet in de weg (figuur 2.11). In kader 2.10 is de aansluitprocedure van een ambulante bloeddrukmeting samengevat.

> **Kader 2.10 Aansluitprocedure ambulante meting**
> - Vervang na elke 24 uursmeting de batterijen.
> - Stel het apparaat in (meetfrequentie overdag en 's nachts).
> - Laat de patiënt 30 minuten voor instructie en proefmeting plassen.
> - Bepaal de juiste manchetmaat.
> - Meet de bloeddruk aan beide armen.

- Als tussen links en rechts een verschil bestaat van ≥ 10 mmHg: sluit aan op de arm met de hoogste bloeddruk, anders op de niet-dominante arm.
- Geef een dagboekkaart mee.
- Instrueer de patiënt uitvoerig (zie kader 2.11).

2.6.4 INSTRUCTIE

Instructie, aansluiten en data-uitwerking zijn allemaal activiteiten voor de praktijkondersteuner (POH). Het is nuttig om patiënten vooraf een brochure mee te geven met informatie over de meting en uitleg over de procedure (zie bijlage 3).

Hoewel het de bedoeling is dat de ABPM (*ambulatory blood pressure measurement*; ambulante bloeddrukmeting) representatief is voor een 'gewone werkdag uit het leven van de patiënt', zal dit vaak niet lukken. Men wil bijvoorbeeld niet met het apparaat naar het werk (opmerkingen van collega's), of het apparaat interfereert met het beroep (buschauffeurs). Een gemakkelijke trui of blouse als bedekking voor de manchet is essentieel om aan- en uitkleden mogelijk te maken zonder ontkoppeling van het apparaat. Tijdens de meting dient men, om bewegingsartefacten te vermijden, absoluut stil te staan met de arm ontspannen en ondersteund door de andere arm. Hoe hoger de bloeddruk, hoe meer de manchet zal knellen. In sommige gevallen wordt dit als hinderlijk of pijnlijk ervaren. Bovendien kunnen door stuwing soms kleine onderhuidse bloedinkjes ontstaan. Vaak wordt gedacht dat de bloeddrukmetingen de nachtrust verstoren, maar in de praktijk valt dit mee. Toch wil 10% van de patiënten beslist geen tweede registratie. Wanneer een meting mislukt, meestal door bewegen, volgt automatisch een tweede poging. Bespreek dit van tevoren. De apparaten zijn niet waterdicht. Lopen in de regen zonder paraplu moet worden afgeraden en uiteraard kan er niet met het apparaat worden gedoucht. Alle apparaten hebben een knop om zelf een extra meting te doen bij klachten, of om een ongewenste meting te onderbreken (blauwe knop in figuur 2.11). Hoewel men van deze functie spaarzaam gebruik moet maken (vanwege beïnvloeding van het 24 uursgemiddelde en verkorting van de levensduur van de batterijen), dient ook deze mogelijkheid te worden besproken. De instructies aan de patiënt staan samengevat in kader 2.11.

Het bijhouden van een dagboek tijdens de meting is essentieel, evenals het bespreken hiervan na een bloeddrukregistratie. In het dagboek dient te worden vermeld wat de tijden van het naar bed gaan en opstaan waren, de kwaliteit van de nachtrust – goed, matig of slecht – en het soort activiteit tijdens de bloeddrukmetingen. Dat kan in enkele woorden, bijvoorbeeld 'tijdstip medicatie, lezen, telefoneren, boodschappen doen, fietsen, eten' enzovoort. Normaal gesproken luistert dit niet zeer nauw, maar zeker langduriger activiteiten zoals intensieve sportbeoefening, een lange vergadering voorzitten of een uur slapen op de bank beïnvloeden het daggemiddelde. Aan de patiënt moet worden gevraagd zich te houden aan de vooraf ingestelde duur van de nacht om achteraf corrigeren te vermijden. Als het apparaat de mogelijkheid heeft van een dag-nachtstand, hoeft geen vast tijdstip te worden aangehouden om naar bed te gaan. De patiënt moet dan alleen geïnstrueerd worden om de nachtknop na het gaan liggen in bed en kort voor het opstaan in te drukken. De beste meetresultaten worden gezien als de overgang van dag en nacht (slaap-waakritme) goed gedefinieerd is.

Kader 2.11 Instructie aan de patiënt
- Geef uitleg over de frequentie van de metingen.
- De patiënt moet liefst gewone dagelijkse activiteiten verrichten, bij voorkeur op een werkdag.
- Instrueer over de positie tijdens het meten: stilstaand en met de meetarm ontspannen langs het lichaam of ondersteund door de andere arm).
- Instrueer de patiënt de meter 's nachts aan te laten; geef indien aanwezig uitleg over de nachtknop.
- De patiënt mag niet met de meter douchen en deze ook niet afkoppelen.
- Laat de patiënt een dagboek bijhouden van:
  - (belangrijke) activiteiten tijdens de meting;
  - tijd van slapen en opstaan;
  - medicatie;
  - klachten.
- Bespreek de mogelijkheid van extra metingen en van het onderbreken van de meting.

2.6.5 NORMAALWAARDEN EN INTERPRETATIE

In deze paragraaf worden systematisch de zaken besproken waarop moet worden gelet bij de beoordeling van een ambulante registratie. Het is nuttig om onderstaande items standaard te beoordelen. Alle apparaten hebben een uitgebreid analyseprogramma, maar sommige onderdelen ontbreken nu en dan, terwijl andere zaken zoals ingewikkelde strooidiagrammen teveel aandacht krijgen.

Beoordeling van een ambulante registratie

Het is raadzaam om iedere 24 uursmeting in een standaardvolgorde te analyseren om geen belangrijke informatie te missen. De volgorde zoals vermeld in kader 2.12 wordt hierbij geadviseerd.

> **Kader 2.12 Analyse van de ambulante bloeddrukmeting**
> 1 Hoe goed was de meting?
> 2 Wat was de hoogte van de bloeddruk en hartslag over 24 uur, dag en nacht?
> 3 Hoe verhoudt de gemeten bloeddruk zich met de spreekuurbloeddruk (wittejaseffect)?
> 4 Was er sprake van nachtelijke hypertensie en wat is de *dipping*-status?
> 5 Zijn er extra metingen gedaan? Zo ja, waarom?

1 Hoe goed was de meting?

Als meer dan 30% van de metingen overdag en 's nachts uitvalt, moet de ambulante meting worden herhaald. Met andere woorden, het aantal succesvolle metingen dient ten minste 70% te zijn. Het is belangrijk om na te gaan waarom er veel foutmeldingen hebben plaatsgevonden: de manchet kan verschoven zijn of niet goed aangesloten op de monitor, er kan sprake zijn van boezemfibrilleren (de pols is dan vaak onregelmatig, wat kan opvallen door zowel een sterk wisselende hartfrequentie bij de registratie als bij het voelen van de pols). Ook ontstaan vaker foutmeldingen als de bloeddruk erg wisselt of bij bewegen van de arm tijdens de meting.

2 Hoogte van de bloeddruk en hartslag over 24 uur, dag en nacht

De bloeddruk 's nachts is normaal gesproken 10-20% lager dan overdag. Vandaar dat 's nachts andere normaalwaarden voor de bloeddruk gelden. Het is dus belangrijk om voor het berekenen van de gemiddelde waarden vast te stellen of de nachtperiode, gedefinieerd als de periode die liggend wordt doorgebracht, klopt met het dagboek. Als de periode die liggend is doorgebracht anders is dan de geregistreerde periode, dient deze bij de analyse te worden aangepast. De normaalwaarden voor de ambulante bloeddrukmeting zijn weergegeven in kader 2.13. Bij het zien van de normaalwaarden valt op dat, net als bij de thuismeting, de bloeddrukwaarde overdag 5 mmHg lager ligt dan de grenswaarde op het spreekuur. Vanwege de nachtelijke dip valt het nacht- en 24 uursgemiddelde nog veel lager uit. In de praktijk worden de dag- en nachtgemiddelden altijd afzonderlijk beschouwd. Daarbij dient het daggemiddelde ter vergelijking met het spreekuurgemiddelde en wordt met het nachtgemiddelde gekeken naar het wel of niet dippen van de bloeddruk. Anders dan bij de spreekuurmeting wordt bij de ambulante bloeddrukmeting vooralsnog geen onderscheid gemaakt in de ernst van de hypertensie. De ambulante bloeddrukmeting moet dan ook vooral worden gezien als extra middel om beter geïnformeerd te raken over de werkelijke bloeddruk. Voor patiënten met HVZ en DM2 zijn bovendien nog geen aparte normaalwaarden geformuleerd. Het lijkt aan te bevelen, in navolging van de grenswaarden voor spreekuurmeting, om bij deze groep patiënten te streven naar bloeddrukwaarden die lager liggen dan 'normaal'.

Kader 2.13 Normaalwaarden voor de gemiddelde ambulante bloeddruk

	optimaal	normaal	verhoogd
Overdag	< 120/80	< 130/85	≥ 135/85
's nachts	< 105/65	< 110/70	≥ 120/70
24 uur	< 115/75	< 125/75	≥ 130/80

Het 'grijze' gebied tussen normaal en verhoogd wordt ook wel hoog-normaal genoemd.

3 Vergelijking met de spreekuurbloeddruk

Zoals eerder besproken, is ambulante bloeddrukmeting bij uitstek geschikt om patiënten met een wittejashypertensie of wittejaseffect op te sporen (zie paragraaf 2.2.3). In dat geval kan de uitslag van de ambulante bloeddrukregistratie aangeven dat de antihypertensieve medicatie kan worden afgebouwd (in het geval van een belangrijk wittejaseffect), of zelfs gestaakt (in het geval van wittejashypertensie). Als gemaskeerde hypertensie wordt vastgesteld, kan dat reden zijn om, gezien het verhoogde risico, de medicatie uit te breiden of op te hogen (zie paragraaf 2.2.4).

4 Nachtelijke hypertensie en dipping-status

Door uiteenlopende oorzaken daalt bij ongeveer 50% van de hypertensiepatiënten de bloeddruk 's nachts minder dan de gebruikelijke 10% van het daggemiddelde (*non-dipping*). De betekenis van dit fenomeen wordt beperkt door de slechte reproduceerbaarheid van de dag-nachtratio: ten minste 20% wisselt van een dipping- naar een non-dipping-status of omgekeerd bij twee opeenvolgende 24 uursregistraties. Non-dipping, of, als overtreffende trap, een omgekeerd dag-nachtritme (*reversed dipping*), wordt vooral gezien in situaties waarbij sprake is van vochtretentie zoals DM2, hartfalen en nierinsufficiëntie, maar ook bij het slaapapneusyndroom en bij autonome disfunctie (bijvoorbeeld bij de ziekte van Parkinson). Als non-dipping of reversed dipping bij herhaling aanwezig is, kan nader onderzoek naar een van deze aandoeningen geïndiceerd zijn. Door de slechte reproduceerbaarheid van de dag-nachtratio wordt geadviseerd vooral naar de normaalwaarden voor de nachtelijke bloeddruk te kijken. Bij behandelde patiënten is het bij nachtelijke bloeddrukverhoging nuttig om de medicatie te verdelen over twee giften met een tussentijd van twaalf uur, of het accent te leggen op de avonddosering.

5 Zijn er extra metingen gedaan?

Extra metingen kunnen vooral veel informatie geven bij het optreden van aanvalsgewijze klachten zoals duizeligheid, zwarte vlekken voor de ogen, hoofdpijn, hartkloppingen en zweten. Zo kan men overbehandeling of juist ontregelingen van de bloeddruk op het spoor komen. De aard van de klacht dient genoteerd te worden met het tijdstip van optreden en de hierbij gemeten bloeddrukwaarde. Het is dus belangrijk om bij klachten ook het tijdstip te laten noteren, zodat de relatie met de bloeddruk in de registratie zo duidelijk mogelijk wordt.

2.6.6 CASUÏSTIEK: AMBULANTE METING

De afzonderlijke metingen zijn in de figuren bij de casussen zichtbaar als kolommen die het interval tussen systolische en diastolische bloeddruk weergeven. De gemeten drukken overdag zijn lichtgroen, de gemeten drukken 's nachts donkergroen. De stippellijnen passen bij de in de richtlijnen vermelde, gemiddelde normaalwaarden voor dag en nacht samen. De nachtperiode is weergegeven als een horizontale grijze balk. Aan het rechter uiteinde zijn de gemiddelde bloeddrukken overdag en 's nachts weergegeven. De 24 uursgemiddelden zijn bij deze metingen weggelaten, aangezien vooral de beschouwing van de dag- en nachtgemiddelden voor de praktijk relevant zijn. ABPM staat voor 'ambulatory blood pressure measurement'.

Casus 2.6

Een man van 45 jaar is verschillende keren bij de bedrijfsarts en bij de praktijkondersteuner van zijn huisarts geweest wegens wisselend verhoogde bloeddrukwaarden. Bij de laatste drie bezoeken in de huisartsenpraktijk was zijn bloeddruk 150/96 mmHg, 138/88 mmHg en 146/90 mmHg. De patiënt wil graag weten of hij hypertensie heeft.

Om duidelijkheid te krijgen over het bestaan van hypertensie wordt een ambulante bloeddrukmeting verricht.

ABPM: 98% geslaagde metingen, daggemiddelde: 131/83 mmHg, nachtgemiddelde: 105/65 mmHg, dip: -18/-21%.

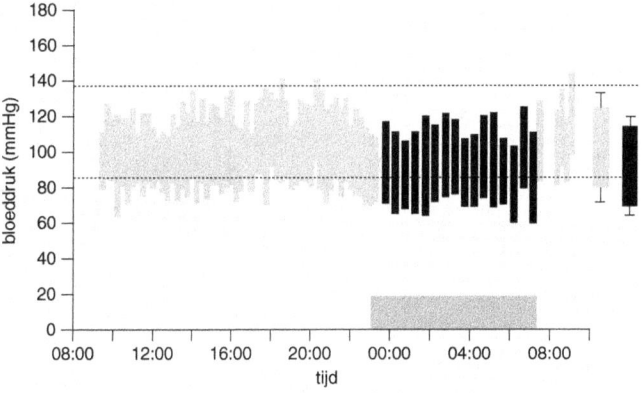

Figuur 2.12 Resultaten van de ambulante bloeddrukmeting.

Vraag 2.6 Wat vindt u van de registratie? Wat is uw conclusie?

Casus 2.7

Een vrouw van 54 jaar heeft op het spreekuur een bloeddruk van 161/92 mmHg als gemiddelde van drie metingen. Zij gebruikt geen medicatie. Bij aanvullend onderzoek zijn er geen aanwijzingen voor orgaanschade (geen linkerkamerhypertrofie of microalbuminurie). U denkt aan een wittejashypertensie en laat een ambulante bloeddrukmeting verrichten.

ABPM: 90% geslaagde metingen, daggemiddelde 139/81 mmHg, nachtgemiddelde: 110/62 mmHg, dip: -21/-23%.

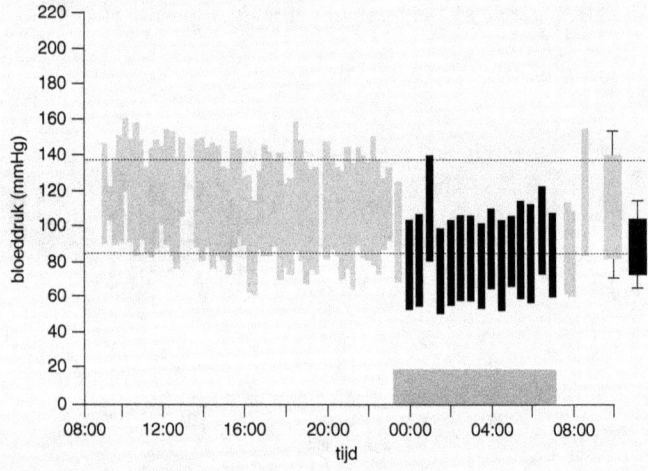

Figuur 2.13 Resultaten van de ambulante bloeddrukmeting.

Vraag 2.7 Wat vindt u van de registratie? Wat is uw conclusie?

Casus 2.8

Een man van 58 jaar met hypertensie, overgewicht en een doorgemaakt hartinfarct komt voor controle van zijn bloeddruk op uw spreekuur. Hij gebruikt hiervoor lisinopril 10 mg 1dd1 tab en metoprolol ZOC 100 mg 1dd1 tab. U meet gemiddeld 138/89 mmHg. Om te evalueren hoe de bloeddruk is ingesteld, laat u een ambulante bloeddrukmeting verrichten.

ABPM: 96% geslaagde metingen, daggemiddelde: 153/100 mmHg, nachtgemiddelde: 134/84 mmHg, dip: -9,5/-12,2%.

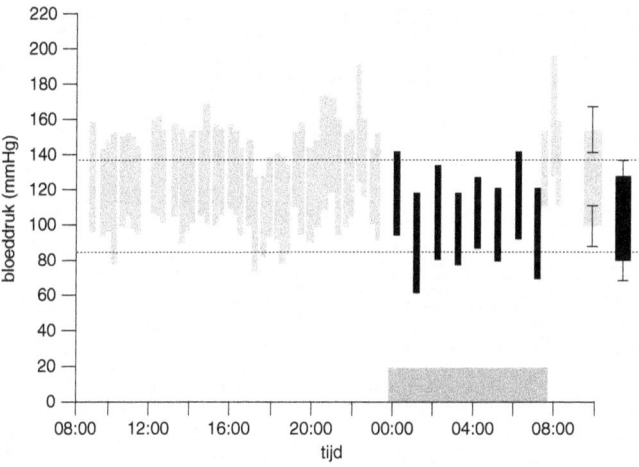

Figuur 2.14 Resultaten van de ambulante bloeddrukmeting.

Vraag 2.8 Wat vindt u van de registratie? Wat is uw conclusie?

Casus 2.9
Een man van 69 jaar is bij de cardioloog bekend met hartfalen bij ontregelde hypertensie. De laatste twee jaar is de bloeddruk een stuk beter gereguleerd met vier antihypertensiva. De laatste maanden klaagt de patiënt over duizeligheid na het opstaan. De gemiddelde bloeddruk op het spreekuur is 145/81 mmHg. U denkt dat de duizeligheidsklachten het gevolg zouden kunnen zijn van overbehandeling en laat daarom een 24 uursmeting verrichten.

ABPM: 91% geslaagde metingen, daggemiddelde: 108/67 mmHg, nachtgemiddelde: 92/52 mmHg, dip: -15/-23%. Om 15.25 uur staat een periode van duizeligheid vermeld (er zijn in deze periode geen extra metingen verricht).

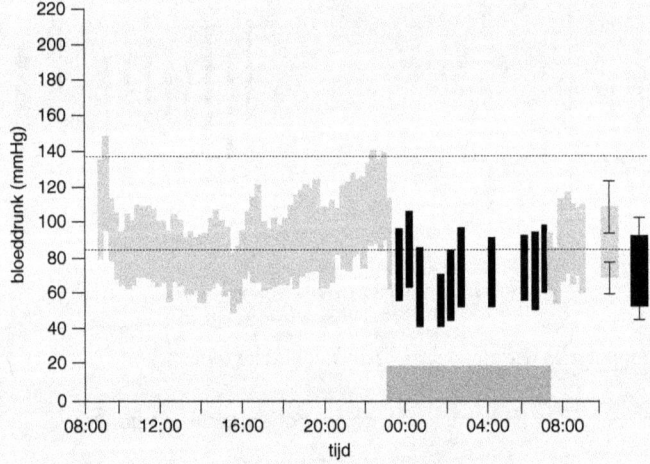

Figuur 2.15 Resultaten van de ambulante bloeddrukmeting.

Vraag 2.9 Wat vindt u van de registratie? Wat is uw conclusie?

Casus 2.10

Een man van 58 jaar heeft een spreekuurbloeddruk van 160/100 mmHg, terwijl bij een eerdere meting drie jaar geleden de bloeddruk nog 'normaal' was. Om te evalueren of er echt sprake is van hypertensie, wordt een ambulante bloeddrukmeting verricht.

ABPM: 96% geslaagde metingen, daggemiddelde: 143/91 mmHg, nachtgemiddelde: 131/79 mmHg, dip: -12/-12 mmHg.

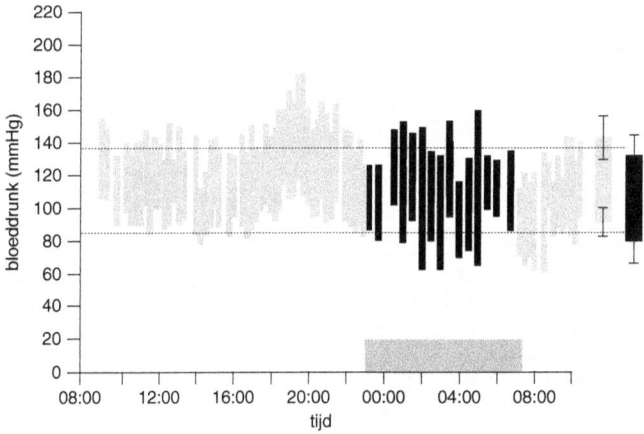

Figuur 2.16 Resultaten van de ambulante bloeddrukmeting.

Vraag 2.10 Wat vindt u van de registratie? Wat is uw conclusie?

Casus 2.11

Een man van 76 jaar is bekend met ernstige hypertensie, waarvoor hij vier verschillende antihypertensiva gebruikt. Hij heeft een spreekuurbloeddruk die wisselt tussen de 126/82 mmHg en 152/96 mmHg. De vraag is of de bloeddruk goed is ingesteld.

ABPM: 94% geslaagde metingen, daggemiddelde: 130/84 mmHg, nachtgemiddelde: 117/72 mmHg, dip: -13/-18%.

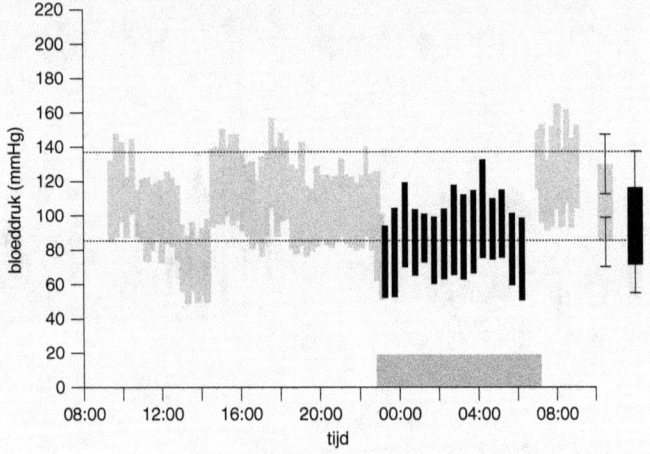

Figuur 2.17 Resultaten van de ambulante bloeddrukmeting.

Vraag 2.11 Wat vindt u van de registratie? Wat is uw conclusie?

Casus 2.12

Een vrouw van 74 jaar heeft al jaren ernstige hypertensie met, ondanks vier verschillende antihypertensiva, nog steeds een hoge bloeddruk op het spreekuur, bij laatste controle 195/81 mmHg. De vraag is of de bloeddruk nog steeds slecht is ingesteld, of dat er sprake zou kunnen zijn van een belangrijk wittejaseffect.

ABPM: 98% geslaagde metingen, daggemiddelde: 156/74 mmHg, nachtgemiddelde: 129/58 mmHg, dip: -27/-18%.

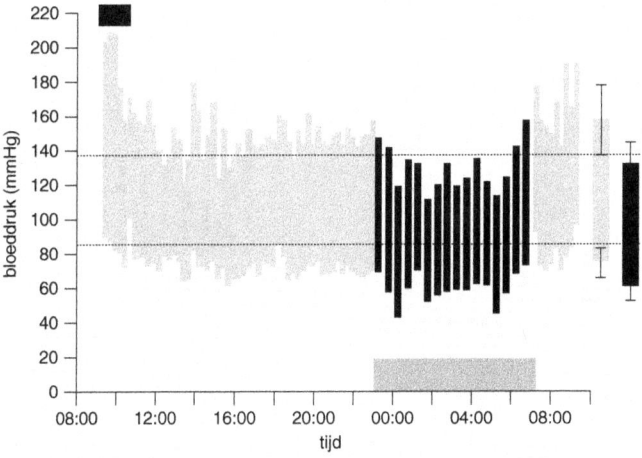

Figuur 2.18 *Resultaten van de ambulante bloeddrukmeting.*

Vraag 2.12 Wat vindt u van de registratie? Wat is uw conclusie?

Casus 2.13

Bij een man van 52 jaar wordt op het spreekuur een bloeddruk van 190/120 mmHg gemeten zonder medicatie. Hij was niet eerder bekend met hypertensie. De vraag is of er sprake kan zijn van een wittejaseffect.

ABPM: 96% geslaagde metingen, daggemiddelde: 158/102 mmHg, nachtgemiddelde: 127/82 mmHg, dip: -20/-20%.

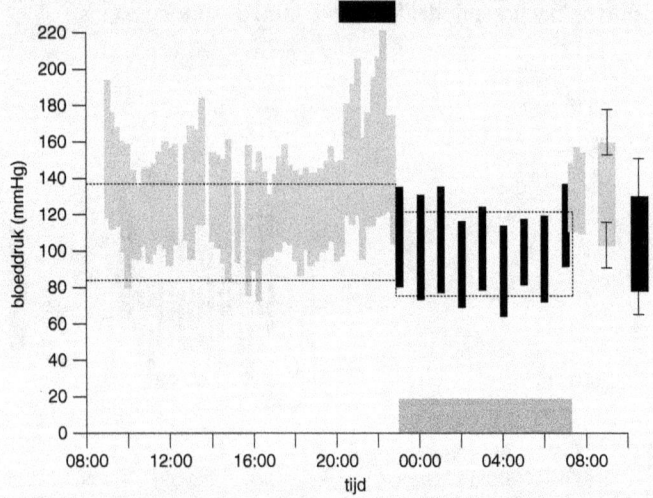

Figuur 2.19 Resultaten van de ambulante bloeddrukmeting.

Vraag 2.13 Wat vindt u van de registratie? Wat is uw conclusie?

2.7 Bloeddrukmeting tijdens de zwangerschap

Regelmatige bloeddrukcontrole tijdens de zwangerschap is belangrijk om vroegtijdig de ontwikkeling van pre-eclampsie ('zwangerschapsvergiftiging') op het spoor te komen. Door de zwangerschap verandert de bloedcirculatie: het hart pompt harder en het hartminuutvolume wordt hoger. Deze veranderingen beïnvloeden niet alleen de bloeddruk, maar ook de fysiologische omstandigheden waaronder de bloeddruk wordt gemeten. Dit geldt zowel voor de handmatige bloeddrukmeting als voor de oscillometrische techniek. Door de turbulente bloedstroom tijdens de zwangerschap kan het voorkomen dat de bloeddruktonen niet verdwijnen, ook al is de rubberen ballon helemaal leeg. Dit is een normaal fysiologisch verschijnsel waarvoor geen verder onderzoek nodig is. Om toch een indruk te krijgen over de diastole wordt, wanneer de bloeddruktonen tot (bijna) 0 mmHg gehoord worden, aangeraden om ook het niveau van de bloeddruk te noteren op het moment dat de tonen zachter worden (Korotkov IV). De bloeddruk wordt dan bijvoorbeeld als volgt weergegeven: RR 106/52/0 mmHg.

Door de veranderde bloedstroom in de zwangerschap dienen ook oscillometrische apparaten apart nagekeken te zijn voor bloeddrukmetingen tijdens de zwangerschap. Slechts enkele apparaten zijn voor de zwangerschap gevalideerd en goedgekeurd. Door omstandigheden die nog niet goed zijn opgehelderd, blijken dergelijke apparaten toch minder goed te presteren bij zwangerschapshypertensie (pre-eclampsie). Het is dus van belang dat, als een oscillometrisch apparaat wordt gebruikt voor het meten van de bloeddruk tijdens de zwangerschap, dit apparaat zowel gevalideerd is voor de zwangerschap zelf als voor het vaststellen van de aandoening waarvoor het bedoeld is, namelijk pre-eclampsie. Vooralsnog lijken de Omron M7 (HEM-780E) en de Microlife BP 3BTO-A aan deze voorwaarden te voldoen. Als deze apparaten niet beschikbaar zijn, verdient het aanbeveling om de bloeddruk gedurende de zwangerschap op de 'ouderwetse' handmatige manier te meten.

2.8 Bloeddrukmeting bij hartritmestoornissen

Veel, vaak oudere, patiënten hebben last van aanvalsgewijs of chronisch boezemfibrilleren. Doordat bij boezemfibrilleren de hartslagen elkaar niet regelmatig opvolgen, wisselt ook de mate van vulling van het hart bij elke slag. Hierdoor ontstaat een grotere dan normale variatie in de bloeddruk. Deze variatie wordt groter naarmate de hartfrequentie hoger is. Hoewel de bloeddruk ook met behulp van de auscultatoire methode in deze gevallen moeilijker betrouwbaar is vast te stellen, lukt het meestal toch om een aardige inschatting te krijgen van de gemiddelde bloeddruk door enkele keren (3-5) achter elkaar de bloeddruk te meten. De uitvoering van de auscultatoire bloeddrukmeting is tijdens het boezemfibrilleren niet anders dan bij een normaal sinusritme. De meeste oscillometrische apparaten zijn ongeschikt of niet gevalideerd om bij patiënten met boezemfibrilleren en een snelle kamerfrequentie een betrouwbare bloeddruk weer te geven. Bovendien is er vaker sprake van een foutmelding. Het wordt daarom afgeraden om bij deze patiënten de bloeddruk met behulp van een (automatisch) oscillometrisch apparaat te controleren. Bij patiënten met boezemfibrilleren en een rustige kamerfrequentie (60-80 slagen per minuut in rust) lijkt het wel mogelijk om met behulp van een oscillometrisch apparaat een betrouwbare weergave van de bloeddruk te krijgen. Als bij een patiënt thuis of op het spreekuur plotseling de bloeddruk niet meer gemeten kan worden met behulp van een automatisch apparaat, dient altijd de mogelijkheid van boezemfibrilleren of een andere ritmestoornis te worden overwogen. Boezemfibrilleren kan meestal betrouwbaar worden vastgesteld door het tellen van de pols: een geheel onregelmatige (irregulaire) en qua vulling sterk wisselende (inequale) pols pleit sterk voor boezemfibrilleren. Tegenwoordig zijn er oscillometrische apparaten beschikbaar die in staat zijn om boezemfibrilleren automatisch te detecteren.

Kernpunten
- Om een zo betrouwbaar mogelijke schatting van de bloeddruk de verkrijgen, dient deze onder gestandaardiseerde condities gemeten te worden, namelijk zittend na vijf minuten rust en altijd aan dezelfde arm.
- De bloeddruk wordt beïnvloed door vele factoren waaronder stress, pijn, inspanning, emotie, praten, roken, alcoholgebruik en een volle blaas. Daarnaast is de bloeddruk 's nachts ongeveer 10% lager dan overdag.

- Veranderingen in de lichaamshouding van de patiënt, de positie van de arm en de manchetgrootte kunnen meetfouten veroorzaken.
- Wittejashypertensie verwijst naar het fenomeen dat ongeveer 10-20% van de patiënten die tijdens een meting in de praktijk hypertensie hebben, bij het meten in de thuissituatie een normale bloeddruk laat zien. Met het wittejaseffect wordt een substantiële bloeddrukstijging op het spreekuur bedoeld bij patiënten die ook in de thuissituatie hypertensie hebben of hiervoor medicatie gebruiken.
- Gemaskeerde hypertensie verwijst naar de situatie waarbij de bloeddruk thuis verhoogd is, maar normaal is op het spreekuur.
- Bij zelfmeting thuis blijft de bloeddruk met minder medicatie onder controle in vergelijking met spreekuurmetingen. Zelfmeting thuis identificeert, net als 24-uurs ambulante meting, patiënten met een wittejashypertensie of wittejaseffect en patiënten met zogeheten gemaskeerde hypertensie.
- Ambulante bloeddrukmeting is de beste schatter van de bloeddruk en de gouden standaard voor het vaststellen van wittejashypertensie, wittejaseffect en gemaskeerde hypertensie. Ambulante bloeddrukmeting biedt daarnaast de mogelijkheid om geïnformeerd te zijn over de bloeddruk 's nachts.
- Regelmatige bloeddrukcontrole tijdens de zwangerschap is belangrijk om vroegtijdig de ontwikkeling van pre-eclampsie ('zwangerschapsvergiftiging') op het spoor te komen.

Hypertensie in de praktijk

3.1 De richtlijn *Cardiovasculair risicomanagement*

3.1.1 ALGEMEEN

In het verleden waren er aparte richtlijnen voor de diagnostiek en behandeling van hypertensie en hypercholesterolemie. Omdat het nut van de behandeling van hypertensie en hypercholesterolemie afhangt van het totale cardiovasculaire risico, is in 2006 de richtlijn *Cardiovasculair risicomanagement* verschenen. Met cardiovasculair risico wordt in dit verband bedoeld het risico om binnen tien jaar aan een hart- en vaatziekte (HVZ) te overlijden. De richtlijn is het resultaat van een samenwerking tussen het Nederlands Huisartsen Genootschap en het Kwaliteitsinstituut voor de Gezondheidszorg CBO. In deze richtlijn zijn afspraken gemaakt bij welke patiënten het meten van de bloeddruk aangewezen is (bijvoorbeeld bij een patiënt met angina pectoris of een vanwege de leeftijd hoog cardiovasculair risico). Naast deze afspraken zijn er echter situaties denkbaar waarin een bloeddrukmeting aangewezen kan zijn, ook als er sprake is van een laag cardiovasculair risico (bijvoorbeeld omdat bij een sportkeuring een verhoogde bloeddruk is vastgesteld). Hoewel niet expliciet in de richtlijn vermeld, is er geen bezwaar tegen om van *alle* volwassenen die ingeschrevenen zijn in de praktijk de bloeddruk te weten. Als de bloeddruk bij herhaling ≥ 140/90 mmHg is, zal het opstellen van een risicoprofiel dienen te volgen, inclusief anamnese en opsporing van orgaanschade (ecg en microalbuminurie). Deze meer actieve benadering – *case-finding* – zou op termijn een belangrijke bijdrage kunnen leveren aan de strijd tegen hart- en vaatziekten.

3.1.2 ONDERSCHEID TUSSEN PATIËNTEN MET EN ZONDER HVZ OF DM2

De richtlijn *Cardiovasculair risicomanagement* maakt verschil tussen patiënten die nog geen HVZ hebben doorgemaakt en patiënten die wel een HVZ hebben of hebben doorgemaakt. In het eerste geval wordt gesproken van *primaire* preventie, in het tweede van *secundaire* preventie. De reden voor dit onderscheid is dat patiënten met een HVZ een veel groter risico hebben op het ontwikkelen van een nieuwe cardiovasculaire gebeurtenis van hetzelfde of een ander orgaansysteem. Onder HVZ wordt in de richtlijn verstaan patiënten met (klachten wijzend op) een TIA, beroerte, hartinfarct, angina pectoris, hartfalen, aneurysma aortae of perifeer arterieel vaatlijden. Patiënten met DM2 worden in de richtlijn *Cardiovasculair risicomanagement* op één lijn gesteld met patiënten die een HVZ hebben doorgemaakt (dus bij wie sprake is van secundaire preventie). Dit vanwege het hogere risico op complicaties dat geassocieerd is met DM2. Het gaat hierbij zowel om cardiovasculaire als niet-cardiovasculaire complicaties, zoals verslechtering van de nierfunctie en progressie van netvliesafwijkingen. Het onderscheid tussen patiënten met HVZ of DM2 en patiënten zonder een van deze aandoeningen is belangrijk omdat er grote verschillen zijn in diagnostiek en behandeling.

3.2 Wie komt in aanmerking voor bloeddrukmeting?

Of de bloeddruk gemeten moet worden, hangt af van de vraag of patiënten bekend zijn met HVZ of DM2. Bij patiënten zonder HVZ of DM2 is de indicatie voor het meten van de bloeddruk afhankelijk van de leeftijd en roken. Bij patiënten mét HVZ of DM2 dient altijd de bloeddruk bekend te zijn. Er zijn ook spreekuurbezoekers die gewoon graag hun bloeddruk willen weten; in feite zouden we van alle volwassenen de bloeddruk willen kennen om, als deze verhoogd blijkt, een risicoprofiel en een plan van aanpak te kunnen opstellen. Dat is de meest complete, maar wel bewerkelijke vorm van primaire preventie die de huisarts kan bieden. De richtlijn *Cardiovasculair risicomanagement* heeft een genuanceerde aanbeveling opgesteld om de individuen met het hoogste risico op HVZ te kunnen identificeren (rokers, ouderen). Ook het nieuwe 'preventieconsult' richt zich weer op deze groep. Vanuit het standpunt van de volksgezondheid zou het echter beter zijn om van iedereen, dus ook degenen met een weinig tot matig verhoogd risico, de bloeddruk te kennen.

3.2.1 PATIËNTEN ZONDER HVZ OF DM2

De richtlijn *Cardiovasculair risicomanagement* adviseert een risicoprofiel op te stellen bij iedereen die bekend is met een verhoogde bloeddruk (systolische bloeddruk ≥ 140 mmHg), een verhoogd cholesterol (totaal cholesterol ≥ 6,5 mmol/l), of bij mannen ≥ 50 jaar en vrouwen ≥ 55 jaar die roken. Dit vooronderstelt dat bloeddruk, cholesterol en rookgedrag bij iedereen bekend zijn. Om iedereen die in aanmerking zou kunnen komen voor bloeddruk- of cholesterolbehandeling ook daadwerkelijk te kunnen behandelen, dienen in ieder geval bij iedere man ≥ 55 jaar en bij iedere vrouw ≥ 60 jaar de bloeddruk en het cholesterol gecontroleerd te worden. Bij rokende mannen en vrouwen moet dat vijf jaar eerder gebeuren (zie kader 3.1). In sommige praktijken worden met succes patiënten uitgenodigd voor meting van bloeddruk en (nuchter) totaal cholesterol als zij een bepaalde leeftijd bereiken. Dit wordt meestal gecombineerd met een bepaling van een nuchter cholesterolprofiel (totaal cholesterol, HDL- en LDL-cholesterol, triglyceriden) en glucose. Een alternatief voor de screeningsmethode is om bij iedereen, ongeacht de leeftijd, de bloeddruk te meten. Ongeveer 90% van de huisartsenpopulatie komt elke drie jaar minimaal één keer bij de huisarts op consult. Bij patiënten met een optimale (< 120/80 mmHg) of normale bloeddruk (120-129/80-84 mmHg) is het risico om in de daaropvolgende vijf jaar hypertensie te ontwikkelen klein. Deze patiënten hoeven in die vijf jaar niet meer gecontroleerd te worden. Voordeel van deze aanpak is dat ook jongere patiënten met ernstige hypertensie worden geïdentificeerd. Bij een hoog-normale bloeddruk (tussen de 130-139/85-89 mmHg) is het verstandig de bloeddruk jaarlijks te controleren en kan het geven van leefstijladviezen worden overwogen. Patiënten met een hoog-normale bloeddruk hebben vaker gemaskeerde hypertensie (zie hoofdstuk 2) en een risico van ongeveer 10% per jaar op het ontwikkelen van (spreekuur)hypertensie.

3.2.2 PATIËNTEN MÉT HVZ OF DM2

Bij alle patiënten met HVZ of DM2 dient de bloeddruk gemeten te worden. Ook als de bloeddruk bij deze patiënten volstrekt normaal wordt bevonden, blijft jaarlijkse bloeddrukcontrole geïndiceerd. Dit is enerzijds omdat de drempel voor behandeling van de bloeddruk lager ligt en anderzijds omdat patiënten met HVZ of DM2 een veel hoger risico hebben om alsnog hypertensie te ontwikkelen.

Kader 3.1 Indicaties voor het meten van de bloeddruk
- Mannen ≥ 55 jaar zonder HVZ (≥ 50 jaar bij roken);
- vrouwen ≥ 60 jaar zonder HVZ (≥ 55 jaar bij roken);
- iedereen met HVZ of klachten die hierop wijzen;*
- iedereen met DM2.**

* Onder HVZ wordt verstaan: TIA, beroerte, doorgemaakt hartinfarct, angina pectoris, hartfalen, aneurysma aortae, perifeer arterieel vaatlijden.
** DM2 wil zeggen een (herhaald) nuchter glucose ≥ 7,0 mmol/l (veneus bloed) of gebruik van glucoseverlagende geneesmiddelen.

3.2.3 ANDERE REDENEN VOOR HET METEN VAN DE BLOEDDRUK

Ook als er geen aanwijzingen zijn voor HVZ, DM2 of een afwijkend risicoprofiel, kan er een reden zijn om een bloeddrukmeting te verrichten. Deze redenen hebben niet direct met de cardiovasculaire risicoschatting te maken en zijn niet opgenomen in de richtlijn. Het meest voor de hand liggend zijn patiënten bij wie elders een verhoogde bloeddruk is gemeten, bijvoorbeeld tijdens een keuring of op de sportschool, of die zelf verzoeken om controle van de bloeddruk om wat voor reden dan ook. Overige redenen om de bloeddruk te meten zijn degenen met een sterk verhoogd risico op het krijgen van hypertensie, zoals patiënten met:
1 ernstig overgewicht (BMI > 30);
2 nierfunctiestoornissen (GFR < 60 ml/min);
3 een sterke familiaire belasting voor hypertensie;
4 in de familie voorkomende HVZ op jonge leeftijd.

Daarnaast zijn er patiënten die medicatie krijgen voorgeschreven die de bloeddruk kan verhogen. De bekendste voorbeelden hiervan zijn NSAID's, prednison en orale anticonceptiva ('de pil'). Vooral bij ouderen kunnen NSAID's en prednison leiden tot een aanzienlijke stijging van de bloeddruk. Het gebruik van orale anticonceptiva geeft gemiddeld slechts een geringe stijging. Het risico op het ontwikkelen van hypertensie door het gebruik van 'de pil' is in het algemeen klein: ongeveer 4 op de 1000 patiënten ontwikkelen hypertensie door de pil. Bij vrouwen met een hoog risico op het ontwikkelen van hypertensie door hogere leeftijd, overgewicht of sterke familiaire belasting lijkt het nuttig de bloeddruk voor en na het starten met orale anticonceptie te controleren. Dit geldt ook voor pillen met een laag oestrogeen- en progestageengehalte (de zogeheten sub30-pil). Als laatste is er de categorie patiënten die zich presenteert met (onbegrepen) hoofdpijn of visusklachten. Bij deze patiënten kan sprake zijn van maligne hypertensie met de daarbij behorende sterke verhoging van de bloeddruk (meestal > 120 mmHg diastolisch). Hoewel zeldzaam, kan tijdige herkenning van deze aandoening door het meten van de bloeddruk onherstelbare schade aan hersenen, netvlies en nieren voorkomen.

3.3 Wanneer is er sprake van hypertensie?

Zoals besproken in hoofdstuk 2, wordt de bloeddruk beïnvloed door vele factoren. Om fouten bij het meten van de bloeddruk zo veel mogelijk te vermijden, dient de meting op een gestandaardiseerde manier plaats te vinden. Ook bij zorgvuldige meting en zorg voor alle factoren die de bloeddruk kunnen beïnvloeden, wil een eenmalige vastgestelde verhoging van de bloeddruk nog niet zeggen dat er sprake is van hypertensie. De meting geeft slechts een momentopname weer. Daarom wordt aangeraden de bloeddruk tijdens een spreekuurbezoek ten minste twee keer te meten met een interval van ten minste één minuut (zie hoofdstuk 2). Als de gemiddelde systolische bloeddruk $\geq$ 140 mmHg bedraagt, wordt ten minste 24 uur later de meting herhaald. Als het bloeddrukverschil tussen de twee visites meer dan 10 mmHg bedraagt, wordt nog een derde visite afgesproken. Het bloeddrukgemiddelde van de laatste visite wordt gebruikt om vast te stellen of er hypertensie is en voor de schatting van het cardiovasculaire risico. Als het gemiddelde van de laatste meting $\geq$ 140 mmHg bedraagt, is er hypertensie. Bij erg hoge bloeddrukwaarden (> 180/110 mmHg) wordt in de meeste richtlijnen aanbevolen om vanwege de hoogte van de bloeddruk meteen te starten met bloeddrukverlagende medicatie. Als eenmaal hypertensie is vastgesteld, dient verder onderzoek te worden verricht naar de eventuele oorzaken en naar aanwezigheid van klachten wijzend op HVZ. Dit geschiedt door het stellen van een aantal vragen (de anamnese), het lichamelijk onderzoek en aanvullend laboratorium- en urineonderzoek.

3.4 De patiënt met hypertensie

Bij elke patiënt met een (bij herhaling) vastgestelde verhoging van de bloeddruk wordt aanbevolen verdere informatie te verkrijgen door het stellen van een aantal vragen, het verrichten van een lichamelijk onderzoek en het (laten) uitvoeren van enkele eenvoudige laboratorium- en urinebepalingen, eventueel aangevuld met een elektrocardiogram (ecg). Een belangrijk deel van deze taken en handelingen kan de huisarts delegeren aan de praktijkondersteuner. Op de juridische aspecten van deze verlengdearmconstructie zal in hoofdstuk 6 dieper worden ingegaan. Na het eerste consult is het bij vervolgconsulten belangrijk na te gaan hoe het met de patiënt gaat, of de leefstijladviezen opgevolgd zijn, of er bijwerkingen zijn van eventueel gestarte medicatie, hoe de therapietrouw is en of er klachten zijn die duiden op over- of onderbehandeling. Daarnaast dient uiteraard opnieuw de bloeddruk te worden gemeten. Voor een zo betrouwbaar mogelijke meting dient deze het liefst op dezelfde manier te worden verricht, met hetzelfde apparaat en aan dezelfde arm, als de eerdere metingen. Het zelf meten van de bloeddruk thuis kan veel extra informatie bieden als de patiënt goed geïnstrueerd is. De resultaten van de thuis gemeten waarden dienen altijd vergeleken te worden met de op het spreekuur gemeten waarden. Met andere woorden, de thuis gemeten waarden geven aanvullende informatie over de controle van de bloeddruk, maar vervangen de op het spreekuur gemeten bloeddruk voorlopig niet.

Dit hoofdstuk behandelt de belangrijkste aspecten van anamnese, lichamelijk onderzoek en aanvullend onderzoek bij de patiënt met hypertensie. In hoofdstuk 4 zal worden ingegaan op de behandeling van hypertensie.

3.4.1 ANAMNESE BIJ HET OPSTELLEN VAN EEN RISICOPROFIEL

Een overzicht van de belangrijkste aspecten van anamnese, lichamelijk onderzoek en aanvullend onderzoek is weergegeven in kader 3.2. Vóór de anamnese dient duidelijk te zijn waarom de patiënt op het spreekuur komt. Komt hij naar aanleiding van een oproep of reguliere controle, is elders een hoge bloeddruk of hoog cholesterol vastgesteld, bijvoorbeeld bij een bedrijfskeuring, of bezoekt hij het spreekuur na een uiting van HVZ? Patiënten met HVZ worden anders behandeld dan patiënten zonder HVZ. Daarom dient bij elke patiënt bij wie een cardiovasculair risicoprofiel wordt opgesteld de aanwezigheid van klachten die kunnen wijzen op HVZ te worden nagegaan. Gevraagd wordt naar klachten van pijn op de borst (coronairlijden), kortademigheid bij platliggen (hartfalen), aanwezigheid van vocht in de enkels (hartfalen), spraakveranderingen, stuurloosheid of krachtverlies in armen of benen (TIA of beroerte), pijn in de kuiten na een stukje lopen of niet genezende wondjes aan voeten of onderbenen (perifeer vaatlijden). Daarnaast dienen de risicofactoren voor het krijgen van HVZ te worden nagegaan. Gevraagd wordt naar hypertensie, roken, DM2, een verhoogd cholesterol, overmatig alcoholgebruik, voeding, lichaamsbeweging en sporten, en het optreden van HVZ bij eerstegraads familieleden (vader, moeder, broers, zussen en kinderen) en de leeftijd waarop de diagnose hartinfarct of beroerte is gesteld.

3.4.2 AANVULLENDE ANAMNESE BIJ HYPERTENSIE

Bij de evaluatie van de patiënt met hypertensie dient te worden nagegaan of eerder een bloeddruk is gemeten, hoe lang dat geleden is, of deze normaal of verhoogd was, of er toen bloeddrukwaarden zijn genoemd en zo ja, hoe hoog deze waren en wat daar toen aan is gedaan. Bij vrouwen is het nuttig om te informeren naar het bloeddrukverloop tijdens de zwangerschap. Soms zijn er klachten aanwezig die gerelateerd kunnen worden aan de verhoogde bloeddruk. Patiënten kunnen last hebben van hoofdpijn of een gejaagd gevoel. Als de bloeddruk ernstig verhoogd is (> 120 mmHg diastolisch), kunnen naast hoofdpijn ook visusklachten voorkomen (wazig zien of vlekken voor de ogen) en klachten van duizeligheid, misselijkheid of braken. In dergelijke situaties kan sprake zijn van maligne hypertensie en is directe verwijzing naar een ziekenhuis noodzakelijk. De overgrote meerderheid van de patiënten met hypertensie heeft echter geen klachten die direct te maken hebben met de verhoogde bloeddruk. Als laatste dient ook aandacht te worden besteed aan het vóórkomen van hypertensie in de familie. Gevraagd wordt naar hypertensie bij eerstegraads familieleden en, indien bekend, op welke leeftijd dit is vastgesteld.

3.4.3 MEDICATIE EN VOEDING

Orale anticonceptiva, prednison en NSAID's zoals ibuprofen, naproxen en diclofenac kunnen de bloeddruk substantieel verhogen.

Sommige NSAID's zijn tegenwoordig ook zonder recept verkrijgbaar. Verder dient nagevraagd te worden of er drop of zoethoutthee gebruikt wordt. Consumptie van meer dan 50 gram drop of twee tot drie koppen zoethoutthee per dag kan leiden tot een aanzienlijke stijging van de bloeddruk doordat in beide producten een stof zit, het zogeheten glycyrizzinezuur, dat zorgt voor een hogere bloeddruk en een verlaging van het kaliumgehalte in het bloed. Hoewel gevraagd moet worden naar overmatig zoutgebruik in de voeding, is het doorgaans lastig om een indruk te krijgen van de werkelijke dagelijkse zoutinname. Dit komt doordat zout in vele producten 'verborgen' zit. In ieder geval kan worden nagegaan of zout aan het eten wordt toegevoegd en of gebruikt wordt gemaakt van andere producten zoals Maggi, bouillonblokjes of Aromat, die veel zout bevatten. Veel kant-en-klaarmaaltijden zoals soep uit blik en pizza's bevatten eveneens veel zout. In dat opzicht is het nuttig om te informeren of en hoeveel dagen er vers gekookt wordt. In paragraaf 4.2 over leefstijladviezen wordt hierop meer in detail ingegaan.

3.4.4 SECUNDAIRE HYPERTENSIE

Tot slot wordt bij patiënten met hypertensie nagegaan of er aanwijzingen zijn voor een onderliggende oorzaak van de hypertensie (secundaire hypertensie). Deze vragen behoren tot het domein van de huisarts. Gevraagd wordt naar aanvalsgewijze klachten van zweten, hartkloppingen, angst of bleek zien, wijzend op een intermitterende uitstoot van adrenaline en noradrenaline zoals dat gezien wordt bij een feochromocytoom. Een recente gewichtstoename, stoornissen in de menstruatie, of onlangs geconstateerde DM2 kan wijzen op cortisoloverproductie door het syndroom van Cushing. Recidiverende urineweginfecties, nierstenen of nierziekten in de familie kunnen wijzen op onderliggende nierpathologie. Snurken, een stokkende ademhaling en opvallende vermoeidheid overdag kan ten slotte passen bij het obstructief slaapapnoesyndroom (OSAS).

Kader 3.2 Onderzoek bij de patiënt met hypertensie
Vragen aan de patiënt met hypertensie:
– Wat is de reden van het bezoek?
– Zijn er klachten gerelateerd aan HVZ?
– Zijn er risicofactoren voor HVZ (roken, DM2, overmatig alcoholgebruik, HVZ bij eerstegraads familieleden)?

- Is er eerder een verhoogde bloeddruk vastgesteld (waar, wanneer)?
- Worden er bloeddrukverhogende middelen gebruikt (drop, zoethoutthee, orale anticonceptie, NSAID's, prednison)?
- Wat is het dieet (vooral zoutgebruik) en hoeveel beweegt de patiënt?
- Zijn er aanwijzingen voor een secundaire oorzaak van hypertensie (vast te stellen door de huisarts)?

Lichamelijk onderzoek:
- lengte en gewicht voor het berekenen van de BMI;
- gestandaardiseerde bloeddrukmeting;
- polsfrequentie (aantal slagen per minuut en regulariteit);
- onderzoek van hart en longen (door de huisarts);
- beoordelen arteriële pulsaties en vocht in de enkels (door de huisarts).

Aanvullend onderzoek:
- urine-dipstick op eiwit;
- nuchtere bloedafname: glucose, lipidenspectrum (totaal cholesterol, HDL-cholesterol, LDL- cholesterol en triglyceriden), kalium en creatinine;
- (eventueel) ECG.

Lichamelijk onderzoek

De praktijkondersteuner kan een grote rol spelen bij het lichamelijk onderzoek. Niet alleen omdat de metingen die zij verricht de huisarts kunnen ontlasten, maar ook omdat het meten van de bloeddruk door de praktijkondersteuner een betere schatter is van de werkelijke bloeddruk thuis doordat het wittejaseffect (deels) wordt weggenomen. Bij het lichamelijk onderzoek dienen eerst lengte en gewicht te worden gemeten voor het berekenen van de body-mass index (BMI). De BMI wordt berekend door het lichaamsgewicht in kilo's te delen door de lengte in meters en de uitkomst nog een keer te delen door de lengte.

$$BMI = \frac{\text{gewicht (kg)}}{\text{lengte (m)}^2}$$

Vervolgens dient de bloeddruk op een gestandaardiseerde manier te worden gemeten (hoofdstuk 2) en wordt de polsfrequentie vastgesteld. Bij het meten van de pols wordt de snelheid (frequentie) in slagen per minuut vastgesteld en wordt gevoeld of deze regelmatig of onregelmatig is. Daarnaast wordt beoordeeld of de kracht waarmee de pols tegen wijs-, middel- en ringvinger pulseert, steeds even groot is. Bij een onregelmatige pols, die wisselt in kracht, kan er sprake zijn van boezemfibrilleren.

Het verdere lichamelijk onderzoek dat door de huisarts wordt verricht omvat het opsporen van uiterlijke kenmerken passend bij het syndroom van Cushing (vollemaansgezicht, gepigmenteerde striae, musculaire atrofie van de bovenbenen, centraal overgewicht). Hierbij wordt gevoeld naar de schildklier (vergroot?) en de halsslagaders (pulsaties intact, geruis?). Het hart wordt gepalpeerd om een eventuele brede heffende ictus cordis vast te stellen, zoals past bij een ernstige linkerkamerhypertrofie. Vervolgens wordt het hart beluisterd op de aanwezigheid van een eventueel klepgeruis en de longen op tekenen van overvulling. Naast de navel kan soms een vaatgeruis worden gehoord dat kan wijzen op het bestaan van een vernauwing van een van de nierslagaders. Tot slot worden de arteriële pulsaties gevoeld aan beide benen en wordt geluisterd naar eventuele vaatgeruisen over de liesslagaders. Bij vocht in de enkels dient ook gekeken te worden naar de hoogte van de centraal veneuze druk om hartfalen op het spoor te komen.

Aanvullend onderzoek
Bij iedere patiënt met hypertensie wordt een lipidenspectrum bepaald, bestaande uit totaal cholesterol, HDL-cholesterol, LDL-cholesterol en triglyceriden, en een nuchter glucose. De ratio totaal cholesterol en HDL-cholesterol wordt gebruikt voor het berekenen van het cardiovasculaire risico. Het LDL-cholesterol wordt gebruikt om de behandeling met statinen te controleren. Het kaliumgehalte wordt bepaald om onderliggende oorzaken van de hypertensie en veranderingen in het kaliumgehalte door antihypertensiva op te sporen. Bij een onbegrepen 'spontane' verlaging van het kalium (< 3,5 mmol/l) dient verder onderzoek te worden overwogen naar het bestaan van mineralocorticoïde hypertensie (hypertensie door overmatige productie van aldosteron of aldosteronachtige stoffen). Daarnaast hebben bij een laag kaliumgehalte andere antihypertensiva dan thiazidediuretica de voorkeur, of wordt aan het thiazidediureticum een ACE-

remmer, angiotensinereceptorblokker (ARB) of kaliumsparend diureticum toegevoegd. Tot slot dient bij iedere patiënt een inschatting te worden gemaakt van de nierfunctie door bepaling van het creatininegehalte en het eiwit in de ochtendurine door middel van bepaling van de microalbumine/creatinineratio. Bij een verhoogde eiwituitscheiding is nader onderzoek van de urine door middel van een sediment geïndiceerd om een infectie of nierziekte uit te sluiten. In veel huisartsenpraktijken bestaat de mogelijkheid om een ecg te verrichten. Het ecg hoort volgens de richtlijn *Cardiovasculair risicomanagement* niet bij de standaardevaluatie van de patiënt met hypertensie. Toch kan het ecg waardevolle informatie verschaffen bij twijfel over het starten van medicamenteuze behandeling en bij verdenking op een ritmestoornis zoals boezemfibrilleren. Het ecg wordt beoordeeld door de cardioloog in het ziekenhuis of de huisarts zelf.

In het algemeen geldt dat de kans op een onderliggende oorzaak toeneemt naarmate de patiënt jonger en de bloeddruk hoger is. Het in relatief korte tijd moeilijker behandelbaar (meer therapieresistent) worden van een al langer bestaande hypertensie kan eveneens een aanwijzing zijn voor een secundaire oorzaak. Het herkennen van secundaire oorzaken is het domein van de huisarts. De praktijkondersteuner kan echter helpen bij het signaleren van aanwijzingen voor een secundaire oorzaak door genoemde klachten met de huisarts te bespreken en afwijkende laboratoriumwaarden (kalium, creatinine) te signaleren. In kader 3.3 zijn de belangrijkste redenen voor overleg met de huisarts en aanvullend onderzoek naar secundaire hypertensie samengevat.

Kader 3.3 Wanneer onderzoek naar secundaire hypertensie overwegen?
- Klinische aanwijzingen, zoals aanvalsgewijze klachten;
- een sterk verhoogde bloeddruk (SBD > 180 mmHg);
- spontane hypokaliëmie (< 3,5 mmol/l);
- vermoeden van een nierfunctiestoornis op grond van een geschatte glomerulaire filtratiesnelheid (GFR) < 60 ml/min (bij patiënten jonger dan 60 jaar < 90 ml/min);*
- therapieresistente hypertensie, gedefinieerd als het niet halen van de streefwaarde ondanks gebruik van een adequa-

te dosering (ten minste één doseerstap hoger dan de laagst aanbevolen dosis) van ten minste drie middelen uit verschillende klassen, waaronder een diureticum.

* De GFR kan geschat worden met de cockcroft-gaultformule of met de MDRD (afgeleid van de Modification of Diet in Renal Disease studie, zie ook: www.diabetes2.nl/diabetes2/diacalc/):
  – Cockcroft-Gault: (140 – leeftijd) × gewicht (in kg) × 1,23 (voor mannen) of 1,05 voor vrouwen / serumcreatinine.
  – MDRD: 186 × (serumcreatinine / 88,4) - 1,154 × leeftijd (in jaren) – 0,203. Bij vrouwen de GFR vermenigvuldigen met 0,74, bij patiënten van het negroïde ras met 1,21.

3.5 Het schatten van het cardiovasculaire risico

Zoals eerder besproken, wordt in de richtlijn *Cardiovasculair risicomanagement* een onderscheid gemaakt tussen patiënten zonder en patiënten met HVZ of DM2. Alleen bij patiënten die geen HVZ of DM2 hebben kan een risicoschatting met behulp van de risicotabellen in de richtlijn worden gemaakt. Als laatste is er nog een categorie patiënten waarbij vanwege sterk afwijkende risicofactoren geen risicoschatting mogelijk is en hoe dan ook dient te worden gestart met medicamenteuze therapie (kader 3.4).

Kader 3.4 Patiënten die buiten de risicoschatting vallen volgens SCORE
- Nierziekte (GFR < 60 ml/min of eiwitverlies van > 1 gram/24 uur);
- bloeddruk > 180/110 mmHg of secundaire hypertensie;
- cholesterol/HDL-ratio > 8 mmol/l of erfelijke stoornis in het cholesterolmetabolisme;
- patiënten met DM2;
- alle patiënten met klachten van of een doorgemaakte HVZ (TIA, beroerte, doorgemaakt hartinfarct, angina pectoris, hartfalen, aneurysma aortae, perifeer arterieel vaatlijden).

3.5.1 PATIËNTEN ZONDER HVZ OF DM2

Om het risico op HVZ te schatten bij patiënten zonder HVZ of DM2, is een risicoschatting gemaakt die gebaseerd is op het Europese SCORE-project (Systematic COronary Risk Evaluation). Hierin zijn twaalf onderzoeken met samen meer dan 200.000 personen zonder coronaire hartziekten uit Europa, onder wie Nederlanders, samengevoegd met als doel een risicoscore te ontwikkelen. De risicoschatting van deze Europese score is op grond van sterftecijfers aangepast aan de Nederlandse situatie. Met deze risicoschatting is het mogelijk een voorspelling te doen ten aanzien van het 10-jaarsrisico op overlijden als gevolg van HVZ (figuur 3.1). Hiermee wordt in dit verband bedoeld overlijden als gevolg van een hartinfarct, beroerte of andere cardiovasculaire ziekte. Omdat het voor de dagelijkse praktijk niet alleen belangrijk is om te weten wat het risico is om aan HVZ te overlijden maar ook wat het risico is om een HVZ te krijgen, is in de richtlijn ook een tabel opgenomen die de berekende risicoschatting op ziekte en sterfte samen weergeeft (figuur 3.2).

		vrouwen									leeftijd		mannen								
		niet-rookster				rookster						niet-roker					roker				
SBD																					
180		8	10	11	13	14	15	18	20	23	26		13	15	17	20	22	23	27	31	35	38
160		6	7	8	9	10	11	13	15	17	19	65	9	11	13	14	16	17	20	23	26	29
140		4	5	6	7	7	8	9	11	12	14		6	8	9	10	12	12	15	17	19	21
120		3	3	4	5	5	5	7	8	9	10		5	6	7	7	8	9	11	12	14	16
180		4	5	6	7	8	8	10	11	13	14		7	9	10	12	13	14	16	19	21	24
160		3	4	4	5	5	6	7	8	9	10	60	5	6	7	8	9	10	12	14	16	17
140		2	3	3	3	4	4	5	6	7	7		4	5	6	7	7	7	9	10	11	13
120		1	2	2	2	3	3	3	4	5	5		3	3	4	4	5	5	6	7	8	9
180		2	3	3	4	4	4	5	6	7	8		4	5	6	7	8	8	10	11	13	15
160		2	2	2	3	3	3	4	4	5	5	55	3	4	4	5	6	6	7	8	9	11
140		1	1	2	2	2	2	3	3	3	4		2	3	3	4	4	4	5	6	7	8
120		1	1	1	1	1	1	2	2	2	3		2	2	2	3	3	3	4	4	5	5
180		1	1	2	2	2	2	3	3	4	4		3	3	4	4	5	5	6	7	8	9
160		1	1	1	1	2	2	2	2	3	3	50	2	2	3	3	4	4	4	5	6	6
140		1	1	1	1	1	1	1	2	2	2		1	2	2	2	2	3	3	4	4	5
120		0	1	1	1	1	1	1	1	1	2		1	1	1	2	2	2	2	3	3	3
180		1	1	1	1	1	1	1	2	2	2		1	1	1	1	2	2	2	2	3	3
160		0	0	1	1	1	1	1	1	1	1	40	1	1	1	1	1	1	2	2	2	2
140		0	0	0	0	1	1	1	1	1	1		0	1	1	1	1	1	1	1	1	2
120		0	0	0	0	0	0	0	1	1	1		0	0	0	1	1	1	1	1	1	1
		4	5	6	7	8	4	5	6	7	8		4	5	6	7	8	4	5	6	7	8

totaal cholesterol/HDL-cholesterolratio

Figuur 3.1 *Risicoschatting ten aanzien van het 10-jaarsrisico op overlijden als gevolg van HVZ.*

Kader 3.5 Benodigde variabelen voor berekening van het cardiovasculaire risico volgens SCORE
- Leeftijd
- geslacht (man/vrouw)
- roken (wel/niet)
- bloeddruk[1]
- totaal cholesterol/HDL-ratio (nuchter).

- Voor het berekenen van het risico wordt de actuele status genomen van bloeddruk of cholesterol. Zodra gestopt is met roken wordt het risico 'niet roken' genomen.
- De leeftijd, bloeddruk en totaal cholesterol/HDL-ratio worden afgerond naar de dichtstbijzijnde waarden in de tabel.
- Gebruik voor het berekenen van de risicoscore bij voorkeur www.kiesbeter.nl!

Voor de risicoschatting is slechts een beperkt aantal gegevens nodig, namelijk leeftijd, geslacht, roken, systolische bloeddruk en een (nuchter afgenomen) totaal en HDL-cholesterol (kader 3.5). Met deze gegevens is het mogelijk in de tabel het bijbehorende risico af te lezen om binnen tien jaar te overlijden of ziek te worden door een cardiovasculaire aandoening. Deze velden zijn van licht tot donkergroen gekleurd weergegeven. In figuur 3.1 corresponderen de lichtgroene velden met een laag sterfterisico (tussen de 0 en 5% kans op sterfte aan HVZ in 10 jaar), de middengroene velden met een intermediair risico (tussen de 5 en 10% in 10 jaar) en de donkergroene velden met een hoog risico (10% of meer in 10 jaar). In figuur 3.2 corresponderen de lichtgroene velden met een laag sterfte- en morbiditeitsrisico (tussen de 0 en 10% kans op cardiovasculaire ziekte of sterfte in 10 jaar), de middengroene velden met een intermediair risico (tussen de 10 en 17% in 10 jaar) en de donkergroene velden met een hoog risico ($\geq$ 18% risico op cardiovasculaire ziekte of sterfte in 10 jaar). Op grond van het overlijdensrisico wordt de indicatie bepaald tot het geven van leefstijladviezen en medicamenteuze therapie (hoofdstuk 4). Bij het berekenen van het cardiovasculaire risico kan worden uitgegaan van de

---

[1] De bloeddruk is het gemiddelde van twee metingen tijdens het tweede spreekuurbezoek. Als het verschil tussen het eerste en tweede spreekuurbezoek groter is dan 10 mmHg, wordt een derde afspraak gepland en het gemiddelde van het laatste spreekuurbezoek genomen.

SBD	vrouwen niet-rookster					vrouwen rookster					leeftijd	mannen niet-roker					mannen roker				
180	14	17	20	22	24	25	29	33	36	39		22	26	29	32	35	36	41	45	49	53
160	11	13	15	17	18	19	22	25	28	31	65	17	19	22	24	27	28	32	36	40	43
140	8	10	11	12	13	14	17	19	22	24		12	14	17	19	21	22	25	28	31	34
120	6	7	8	9	10	11	12	14	16	18		9	10	12	14	16	16	19	22	24	26
180	8	10	12	13	14	14	17	20	22	24		13	15	18	20	23	24	27	31	34	37
160	6	7	8	10	11	11	13	15	17	19	60	10	12	14	16	17	18	21	24	27	29
140	4	5	6	7	8	8	10	11	13	15		7	9	11	12	13	13	16	18	20	22
120	3	4	4	5	6	6	7	8	9	10		5	6	8	9	10	10	12	13	15	17
180	4	5	6	7	8	8	10	12	14	15		9	10	12	13	14	15	18	20	23	25
160	3	4	4	5	6	6	7	8	10	11	55	6	7	9	10	11	11	13	15	17	19
140	2	3	4	4	4	4	5	6	7	8		4	5	6	7	8	8	10	12	13	14
120	2	2	2	3	3	3	4	4	5	5		4	4	4	5	6	5	7	8	9	11
180	2	2	3	4	5	5	6	7	8	9		5	6	7	8	9	10	12	14	16	17
160	2	2	2	2	3	3	4	5	5	6	50	3	4	5	6	7	7	9	10	11	12
140	1	2	2	2	2	2	3	3	4	4		3	3	4	4	5	5	6	7	8	9
120	1	1	1	1	2	2	2	2	3	3		2	2	3	3	3	4	4	5	6	7
180	1	1	2	2	2	2	3	3	4	4		2	2	3	3	3	3	4	5	6	6
160	1	1	2	2	2	2	2	2	3	3	40	1	2	2	2	2	2	2	3	4	5
140	1	1	1	1	1	1	1	2	2	2		1	2	2	2	2	2	2	3	3	3
120	0	0	1	1	1	1	1	1	1	1		1	1	1	1	1	1	2	2	2	2
	4	5	6	7	8	4	5	6	7	8		4	5	6	7	8	4	5	6	7	8

totaal cholesterol/HDL-cholesterolratio

Figuur 3.2 Berekende risicoschatting op ziekte en sterfte als gevolg van HVZ samen.

actuele situatie. Dat betekent dat de bloeddruk of cholesterolwaarde tijdens behandeling genomen mag worden. Hetzelfde geldt voor roken: zodra men gestopt is wordt men beschouwd als niet-roker, hoewel het verhoogde cardiovasculaire risico dat met roken samenhangt niet meteen is verdwenen. De grootste winst met betrekking tot het risico op HVZ wordt echter al binnen één tot twee jaar gehaald. Zo is het risico op HVZ door stoppen met roken na één jaar gehalveerd. Het extra risico op HVZ dat geassocieerd is met een verhoging van de bloeddruk bij patiënten met hypertensie lijkt na één tot twee jaar behandeling grotendeels verdwenen. Omdat in de SCORE-tabel slechts een beperkt aantal leeftijds- en bloeddrukcategorieën zijn weergegeven, kan het nodig zijn om de leeftijd of bloeddruk af te ronden of de risico's in twee leeftijds- of bloeddrukcategorieën te middelen. Een handig en beter alternatief is om het risico via internet te berekenen (zie www.kiesbeter.nl). Voor het schatten van het risico op ziekte en sterfte samen kan in plaats van figuur 3.2 het op internet berekende sterfterisico met twee worden vermenigvuldigd.[1]

Patiënten ouder dan 65 jaar of jonger dan 40 jaar zijn niet in de SCORE-tabel opgenomen. Dit komt omdat bij oudere patiënten het risico om te overlijden aan HVZ op grond van de leeftijd altijd hoger is dan 5-10% in tien jaar, ook al leven ze gezond. Het omgekeerde geldt voor patiënten die jonger zijn dan 40 jaar: ook als zij alle in de tabel opgenomen risicofactoren hebben, komen ze niet boven een risico van 5% om te overlijden aan een cardiovasculaire aandoening. Verder vallen patiënten met secundaire hypertensie of een sterke verhoging van de systolische bloeddruk (> 180 mmHg) buiten de risicoscore. Hoewel in de richtlijn geen adviezen worden gegeven ten aanzien van de diastolische bloeddruk, hebben eerdere hypertensieonderzoeken juist laten zien dat er een duidelijk verhoogd risico is op HVZ, nierfunctiestoornissen en progressie naar maligne hypertensie bij patiënten met een diastolische bloeddruk > 110 mmHg. Patiënten met een sterk verhoogde totaal cholesterol/HDL-ratio > 8 mmol/l, of een reeds vastgestelde erfelijke afwijking in de cholesterolhuishouding, zijn vanwege hun sterk verhoogde risico op hart- en vaatziekten evenmin in de SCORE-tabel opgenomen. Dit geldt ook voor patiënten met een nierziekte en een GFR < 60 ml/min of voor patiënten met een eiwitverlies van > 1 gram/24 uur. Bij deze patiënten is het cardiovasculaire risico naar verhouding veel groter en is op grond daarvan behandeling aangewezen.

3.5.2 PATIËNTEN MET HVZ OF DM2

Het SCORE-systeem is niet bedoeld om een risicoschatting te maken voor patiënten met HVZ of DM2, omdat bij deze groep het risico op een nieuwe cardiovasculaire gebeurtenis sterk is toegenomen. Dit geldt zowel voor het risico op eenzelfde als op een andere cardiovasculaire aandoening. Zo hebben patiënten met een doorgemaakt hartinfarct naast een sterk verhoogd risico op een nieuw hartinfarct ook een hoger risico op een beroerte. In een Nederlands onderzoek bij patiënten die waren opgenomen wegens een eerste hartinfarct bleek na vijf jaar de sterfte 32% onder mannen en 45% onder vrouwen. Bijna de helft van de sterfte was het gevolg van een nieuw hartinfarct. Hetzelfde geldt voor patiënten met een beroerte of TIA. In een groot Nederlands onderzoek bedroeg het risico om te overlijden 60% na een gemiddelde follow-up duur van iets meer dan tien jaar. In dezelfde periode trad een nieuwe cardiovasculaire gebeurtenis op bij 54% van de deelnemers. Hoewel de hoge uitgangsleeftijd (tussen de 60 en 70 jaar) in deze cohorten een belangrijke bijdrage heeft geleverd aan het hoge sterfterisico, laten deze cijfers zien dat het risico voor deze patiënten om aan een nieuwe cardiovasculaire aandoening te overlijden sterk verhoogd is.

Voor patiënten met DM2 (nuchter glucose ≥ 7 mmol/l of behandeling met glucoseverlagende middelen) geldt dat zij een twee- tot driemaal hoger risico hebben op hart- en vaatziekten dan personen zonder DM2. In vergelijking met patiënten die een hartinfarct hadden doorgemaakt, lijkt het risico op cardiovasculaire sterfte ongeveer de helft lager. Dit wat lagere risico wordt echter gecompenseerd doordat DM2-patiënten ook een hoog risico hebben op schade aan de kleine vaten met als gevolg visusklachten (diabetische retinopathie) en nierfunctiestoornissen (diabetische nefropathie).

3.5.3 NADELEN VAN DE RISICOSCHATTING VOLGENS SCORE

Hoewel de SCORE-tabel een aanwinst is doordat het een cardiovasculaire risicoschatting mogelijk maakt bij de individuele patiënt, zijn er ook bezwaren.

Misschien wel het belangrijkste bezwaar is dat het aantal gewonnen levensjaren niet wordt meegewogen in de huidige risicoscore. Als iemand op zijn 45e aan een beroerte overlijdt, heeft dat meestal grotere psychosociale en maatschappelijke gevolgen dan wanneer iemand aan een beroerte overlijdt op zijn 75e met een, op grond van de leeftijd, beperkter aantal gezonde levensjaren voor zich. Daarnaast is de risicoschatting niet precies, mede als gevolg van zijn eenvoud. Een belaste familieanamnese voor HVZ, overgewicht en een ongezonde leefstijl (overmatig alcoholgebruik, weinig bewegen en een ongezond dieet) zijn allemaal niet in de tabel opgenomen, maar hebben wel degelijk invloed op het cardiovasculaire risico. Ten slotte is de SCORE-tabel alleen gebaseerd op het risico om binnen tien jaar tijd te overlijden aan een cardiovasculaire aandoening. Het risico op een cardiovasculaire morbiditeit (niet-dodelijk hartinfarct, beroerte) is niet in de tabel opgenomen, maar heeft wel grote gevolgen voor de kwaliteit van leven. Evenmin zijn we geïnformeerd over het risico op langere termijn (> 10 jaar), terwijl we juist deze langetermijnvooruitzichten bij jonge patiënten graag zouden willen weten.

3.6 Casuïstiek

Casus 3.1
De heer V., een 52-jarige opzichter, bezoekt het spreekuur nadat bij een bedrijfskeuring een verhoogde bloeddruk is vastgesteld. Hij heeft geen klachten. Hij is een jaar geleden gestopt met roken en heeft licht overgewicht (BMI 28). Zijn vader heeft op 58-jarige leeftijd een hartoperatie ondergaan met vier coronaire bypasses. De bloeddruk van dhr. V. bedraagt 167/95 als gemiddelde van twee metingen tijdens de eerste visite en 160/92 mmHg tijdens de tweede visite. Het nuchter glucose is 5,6 mmol/l. Zijn totaal cholesterol bedraagt 6,2 en zijn HDL-cholesterol 1,0.

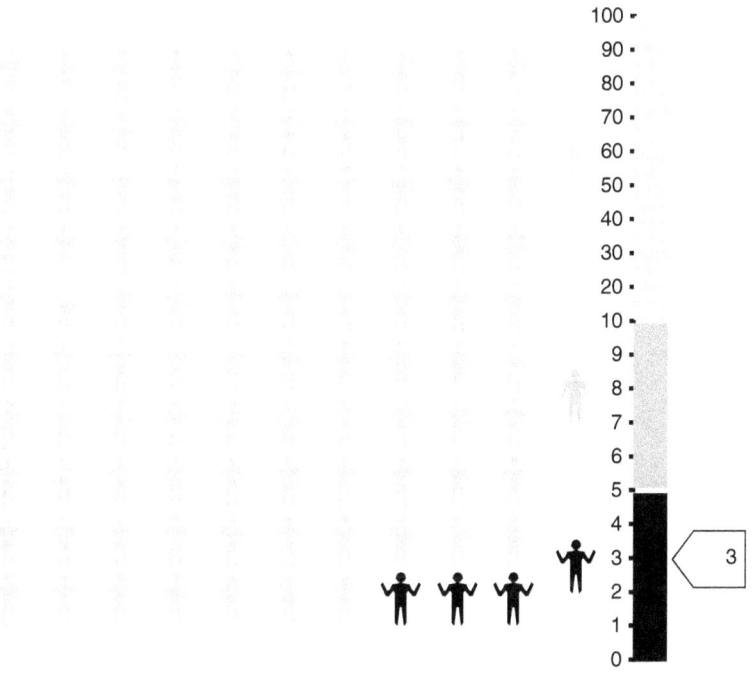

Figuur 3.3 *Populatiediagram bij het risicoprofiel van dhr. V.*

Vraag 3.1 Wat is het risico op cardiovasculaire sterfte van de heer V.?

Casus 3.2
Mevrouw D., een 65-jarige gepensioneerde lerares, bezoekt het spreekuur na te zijn uitgenodigd voor een cardiovasculaire risicoscreening. Zij heeft geen cardiovasculaire klachten. In haar familie komt hypertensie voor, maar geen HVZ. Zij rookt niet en heeft geen overgewicht. De bloeddruk bedraagt 170/85 mmHg als gemiddelde van twee metingen bij de eerste visite en 156/78 mmHg bij de tweede visite. Vanwege het grote verschil (≥ 10 mmHg) tussen de eerste en tweede meting wordt nog een derde visite gepland. De bloeddruk is dan 158/80 mmHg. Het totaal cholesterol is 5,2 mmol/l, het HDL 1,3 mmol/l.

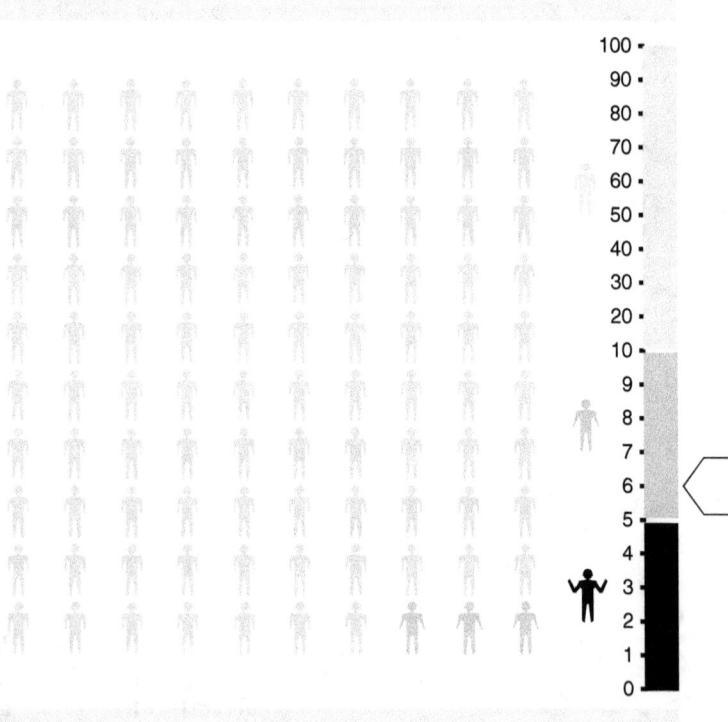

Figuur 3.4 *Populatiediagram bij het risicoprofiel van mevrouw D.*

Vraag 3.2 Wat is het risico op cardiovasculaire sterfte van mevrouw D.?

Casus 3.3

De heer H. is een 58-jarige, rokende man met een gemiddelde bloeddruk van 165/98 mmHg en licht overgewicht (BMI 28). Zijn laboratoriumwaarden zijn: nuchter glucose 6,5 mmol/l en totaal cholesterol/HDL ratio 6,7 mmol/l.

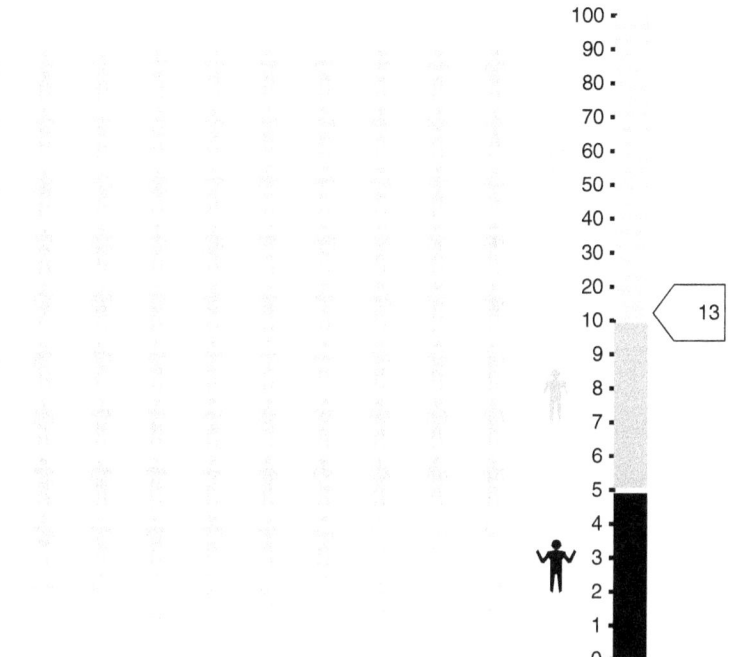

Figuur 3.5 Populatiediagram bij het risicoprofiel van de heer H.

Vraag 3.3 Wat is het cardiovasculaire sterfterisico van de heer H.?

Kernpunten
- Het onderscheid tussen patiënten met en zonder HVZ of DM2 is belangrijk omdat er grote verschillen zijn in diagnostiek en behandeling.
- Of de bloeddruk gemeten moet worden bij personen zonder een van deze aandoeningen hangt af van de leeftijd en roken.
- De richtlijn *Cardiovasculair risicomanagement* adviseert een risicoprofiel op te stellen bij iedereen die bekend is met een verhoogde bloeddruk (systolische bloeddruk ≥ 140 mmHg), een verhoogd cholesterol (totaal cholesterol ≥ 6,5 mmol/l), of bij mannen ≥ 50 jaar en vrouwen ≥ 55 jaar die roken.
- Na het eerste consult is het bij vervolgconsulten belangrijk na te gaan hoe het met de patiënt gaat, of de leefstijladviezen opgevolgd zijn, of er bijwerkingen zijn van eventueel gestarte medicatie, hoe de therapietrouw is en of er klachten zijn die duiden op over- of onderbehandeling. Daarnaast wordt de bloeddruk gemeten.
- Met de SCORE-risicoschatting is het mogelijk een voorspelling te doen ten aanzien van het 10-jaarsrisico op overlijden als gevolg van HVZ, waarmee wordt bedoeld overlijden als gevolg van een hartinfarct, beroerte of andere cardiovasculaire ziekte.

4 De behandeling van hypertensie

4.1 Het beleid bij de patiënt met hypertensie

Voor het starten van medicamenteuze therapie wordt in de richtlijn *Cardiovasculair risicomanagement*, net als bij het schatten van het cardiovasculaire risico, een onderscheid gemaakt tussen patiënten zonder en patiënten met HVZ of DM2.

4.1.1 PATIËNTEN ZONDER HVZ OF DM2

Voor patiënten zonder HVZ of diabetes is de beslissing om al dan niet te starten met bloeddrukverlagende behandeling afhankelijk van het geschatte cardiovasculaire risico en de hoogte van de systolische bloeddruk. Hoe hoger het risico op cardiovasculaire ziekten, des te groter het effect van een relatief geringe verlaging van de bloeddruk zal zijn. Hoe hoger de bloeddruk is, des te meer winst kan worden behaald door het verlagen van de bloeddruk naar de streefwaarde. Bij een hoog cardiovasculair risico is een relatief kleine bloeddrukdaling (in het voorbeeld in figuur 4.1 van 140 naar 120 mmHg) geassocieerd met een grote afname in het cardiovasculaire risico. Bij een laag cardiovasculair risico is een veel grotere bloeddrukdaling nodig (in het voorbeeld in figuur 4.1 van 180 mmHg naar 140 mmHg) om eenzelfde absolute risicoreductie te bereiken. De behandeling in de richtlijn berust vooral op het verlagen van het absolute cardiovasculaire risico. Alleen bij zeer hoge bloeddruk- of cholesterolwaarden wordt geadviseerd om ongeacht het absolute risico te starten met behandeling (zie verder).

Bij een laag absoluut risico, sterfterisico 0-5%/10 jaar (of gecombineerd sterfte- en morbiditeitsrisico 0-10%/10 jaar, lichtgroene velden), worden zo nodig alleen leefstijladviezen geadviseerd. Bij een intermediair risico, sterfterisico 5-10%/10 jaar (of gecombineerd

niet-roker

SBD	leeftijd					
180		13	15	17	20	22
160	65	9	11	13	14	16
140		6	8	9	10	12
120		5	6	7	7	8
180		7	9	10	12	13
160	60	5	6	7	8	9
140		4	5	5	6	7
120		3	3	4	4	5
180		4	5	6	7	8
160	55	3	4	4	5	6
140		2	3	3	4	4
120		2	2	2	3	3
		4	5	6	7	8

Figuur 4.1 Vermindering van het absolute risico bij een patiënt met een hoog en laag cardiovasculair risico: een kleine afname in de bloeddruk (hier van 140 naar 120 mmHg) bij een patiënt van 65 jaar geeft eenzelfde absolute risicoreductie (12% − 8% = 4%) als een bloeddrukdaling van 180 naar 140 bij een patiënt van 55 jaar (8% − 4% = 4%). De verklaring hiervoor is dat het risico om te overlijden aan HVZ op grond van de leeftijd veel hoger is bij een patiënt van 65 jaar dan bij een patiënt van 55 jaar.

sterfte- en morbiditeitsrisico 10-17%/10 jaar, middengroene velden) kan, naast leefstijladviezen, medicamenteuze behandeling worden overwogen. De overweging om te starten met medicamenteuze therapie bij deze patiënten hangt af van:
1 het succes van het leefstijladvies – als het de patiënt bijvoorbeeld lukt te stoppen met roken daalt het risico meestal van een intermediair naar een laag risico;
2 de aanwezigheid van andere belangrijke risicofactoren die niet in de risicotabel zijn opgenomen. Deze risicofactoren zijn: overgewicht (BMI > 30 kg/m^2), een belaste familieanamnese (HVZ bij eerstegraads familieleden voor het 60e levensjaar) of de aanwezigheid van (hypertensieve) orgaanschade zoals microalbuminurie, (lichte) nierfunctiestoornissen (GFR ≥ 60 ml/min en < 90 ml/min) of linkerkamerhypertrofie.

Bij een hoog risico (sterfterisico ≥ 10%/10 jaar of gecombineerd sterfte en morbiditeitsrisico ≥ 18%/10 jaar, donkergroene velden) is er, naast het geven van leefstijladviezen, een indicatie voor medicamenteuze behandeling van zowel de bloeddruk als het cholesterol. Als grenswaarde voor de behandeling van hypertensie wordt – ongeacht de leeftijd – een bloeddruk van ≥ 140 mmHg systolisch aangehouden. Voor het cholesterol geldt dat behandeling wordt gestart bij een LDL-cholesterol ≥ 2,5 mmol/l. Dus terwijl voor de risicoschatting de totaal cholesterol/HDL-ratio wordt gebruikt, wordt bij de behandeling van het cholesterol juist naar de hoogte van het LDL gekeken. Gestart wordt met simvastatine 40 mg of pravastatine 40 mg. Als streefwaarde wordt een LDL < 2,5 mmol/l of een LDL-daling van ten minste 1,0 mmol/l aangehouden. Bij patiënten met een cholesterol/HDL-ratio ≥ 8 mmol/l wordt nadere diagnostiek naar familiaire stoornissen in de vetstofwisseling aanbevolen en is behandeling van het cholesterol met een statine aangewezen, ongeacht de leeftijd of aanwezigheid van andere cardiovasculaire risicofactoren.

De meeste jonge patiënten hebben op grond van de risicotabel een 10-jaarsrisico van < 5% om aan een HVZ te overlijden, maar komen bij een onveranderd risicoprofiel op latere leeftijd alsnog in aanmerking voor behandeling. Als al een gezonde leefstijl wordt gevolgd, of als leefstijlmaatregelen (bij herhaling) niet succesvol blijken, moet ook bij deze patiënten met een laag cardiovasculair risico medicamenteuze behandeling worden overwogen. De motivatie voor het (meestal levenslange) gebruik van medicatie en de behandelwinst die hiermee wordt bereikt, dient met de patiënt besproken te worden. Oudere patiënten (boven de 65 jaar) hebben alleen al op grond van hun leeftijd een risico op sterfte door HVZ dat hoger is dan 5-10%/10 jaar, ook al leven ze gezond. Toch zijn tot op hoge leeftijd de voordelen van behandeling van zowel hypertensie als een te hoog cholesterol aangetoond. Aan deze onderzoeken deden echter wel relatief gezonde ouderen mee. Daarom is bij deze groep een afweging van de voor- en nadelen van medicamenteuze behandeling noodzakelijk, zeker als er sprake is van polyfarmacie of een op de voorgrond staande (niet-cardiovasculaire) ziekte die gepaard gaat met een beperkte levensverwachting of verminderde kwaliteit van leven.

Bij patiënten met een systolische bloeddruk > 180 mmHg wordt, ongeacht de leeftijd en andere risicofactoren, medicamenteuze bloeddrukbehandeling aanbevolen, gezien het sterk verhoogde risico op HVZ (vooral beroertes) dat met ernstige hypertensie samenhangt. Hoewel geen adviezen worden gegeven ten aanzien van de diastolische bloeddruk, hebben eerdere hypertensie onderzoeken juist laten zien dat bij een diastolische bloeddruk > 110 mmHg bloeddrukverlagende behandeling een belangrijke vermindering geeft van HVZ, nierfunctiestoornissen en het ontwikkelen van maligne hypertensie. Daarom is het wenselijk om bij iedereen met een bloeddruk > 180/110 mmHg te starten met bloeddrukverlagende therapie.

4.1.2 PATIËNTEN MET HVZ OF DM2

Bij alle patiënten met HVZ of diabetes worden leefstijladviezen gegeven en wordt geadviseerd te starten met antihypertensiva bij een systolische bloeddruk ≥ 140 mmHg. Uit enkele onderzoeken is gebleken dat bij patiënten met HVZ en DM2 het verder verlagen van de bloeddruk het risico op een (nieuw) hartinfarct of een beroerte verder verlaagt. In de Europese hypertensierichtlijn wordt daarom bij patiënten met HVZ en DM2 een streefwaarde < 130/80 mmHg aangehouden. In de richtlijn *Cardiovasculair risicomanagement* is deze aanbeveling vooralsnog niet overgenomen, gezien de praktische problemen om een zeer lage streefwaarde te bereiken. Dit geldt zeker niet voor alle patiënten. Vanwege het gunstige effect van verdere bloeddrukverlaging lijkt het daarom raadzaam de strengere streefwaarde voor de bloeddruk te hanteren voor alle patiënten met HVZ of DM2, zo lang dit goed wordt verdragen en er geen klachten zijn die duiden op overbehandeling. Als laatste categorie dienen patiënten met een nierziekte en een GFR < 60 ml/min of eiwitverlies van > 1 gram/24 uur te worden genoemd. Bij deze patiënten is gebleken dat stringente bloeddrukcontrole verdere achteruitgang van de nierfunctie kan voorkomen. Net als bij patiënten met HVZ en DM2 wordt in de Europese richtlijnen geadviseerd ook bij deze groep een streefwaarde < 130/80 mmHg te hanteren. Meestal zijn deze patiënten ook onder controle bij een specialist. Een samenvatting van de streefwaarden voor de bloeddruk is weergegeven in kader 4.1.

Kader 4.1 Streefwaarden voor de bloeddruk

Volgens de richtlijn Cardiovasculair risicomanagement:

alle patiënten	< 140/90 mmHg

Volgens de Europese hypertensierichtlijn:

ongecompliceerde hypertensie*	< 140/90 mmHg
patiënten met HVZ of DM2	< 130/80 mmHg
patiënten met een nierziekte (GFR < 60 ml/min of eiwitverlies > 1 gram/24 uur)	< 130/80 mmHg

* Met ongecompliceerde hypertensie wordt hypertensie zonder HVZ, DM2 of nierfunctiestoornissen bedoeld.

Naast het hanteren van strengere streefwaarden bij patiënten met HVZ en DM2 worden antihypertensiva ook voorgeschreven om andere redenen dan bloeddrukverlaging alleen. Zo worden bij patiënten met angina pectoris bètablokkers voorgeschreven om de doorbloeding van de coronairvaten te verbeteren en bij patiënten met een nierziekte ACE-remmers om verdere verslechtering van de nierfunctie te voorkomen. Dus ook bij normale bloeddrukwaarden kan er een indicatie zijn voor antihypertensieve therapie. Dit zal verder worden besproken in de paragrafen over medicamenteuze behandeling.
Bij patiënten met HVZ of DM2 en een nuchter LDL-cholesterol ≥ 2,5 mmol/l wordt een cholesterolverlager voorgeschreven, ongeacht de hoogte van het totaal cholesterol. Het LDL-cholesterol wordt meestal berekend met een formule. Vooral bij patiënten met DM2 komt het wel eens voor dat berekening van het LDL-cholesterol niet mogelijk is, of onbetrouwbaar vanwege een hoog nuchter triglyceridengehalte. In de richtlijn *Cardiovasculair risicomanagement* is afgesproken dat bij

patiënten met diabetes bij wie een berekening van het LDL-cholesterol niet mogelijk is, eveneens een statine wordt voorgeschreven als het totaal cholesterol > 4,5 mmol/l is. Gestart wordt met simvastatine 40 mg of pravastatine 40 mg. Als bij vervolgcontrole het LDL niet gedaald is tot < 2,5 mmol/l, wordt behandeling met atorvastatine (40-80 mg) of rosuvastatine (20-40 mg) overwogen. Bij jonge patiënten (mannen < 50 jaar en vrouwen < 55 jaar) met DM2 en een gunstig risicoprofiel (bloeddruk<140 mmHg, niet-roken) en een goede glykemische instelling (HbA1c < 7,5%) kan een hogere behandelgrens voor het LDL worden gehanteerd als aanwijzingen voor orgaanschade ontbreken. Daarentegen kan er bij een DM2-patiënt met een LDL < 2,5 mmol/l toch een indicatie zijn voor behandeling met een statine, bijvoorbeeld bij een slechte metabole controle, roken of een zeer laag HDL of aanwezigheid van additionele risicofactoren (bijvoorbeeld microalbuminurie of proteïnurie, nierinsufficiëntie, belaste familieanamnese). Dit komt voort uit de observatie dat ook bij een LDL-cholesterol < 2,5 mmol/l, behandeling met statinen een vermindering geven van het risico op HVZ.

Voor patiënten met HVZ wordt tevens gestart met een aspirine, tenzij er een indicatie is voor orale antistolling doordat bijvoorbeeld boezemfibrilleren aanwezig is. Bij diabetespatiënten worden ook glucoseverlagende geneesmiddelen voorgeschreven (zie hiervoor de NHG-standaard *Diabetes mellitus type 2*).

4.2 Leefstijladviezen

Aan alle patiënten met HVZ, DM2 of een 10-jaarsrisico van 5% of meer op sterfte door een cardiovasculaire aandoening (10% of meer voor de combinatie van cardiovasculaire ziekte en sterfte) worden, indien van toepassing, leefstijladviezen gegeven. Ook bij patiënten met een laag cardiovasculair risico dienen leefstijladviezen te worden overwogen als er belangrijke cardiovasculaire risicofactoren aanwezig zijn. Redenen hiervoor zijn dat roken en ernstig overgewicht niet uitsluitend risicofactoren zijn voor cardiovasculaire ziekten, maar ook op andere manieren de gezondheid ongunstig beïnvloeden.
Een gezonde leefstijl levert een belangrijke bijdrage aan zowel de preventie als de behandeling van hypertensie. Om het risico op HVZ te verkleinen, is het daarnaast van belang om de consumptie van ver-

zadigde vetten te matigen en die van onverzadigde vetten te handhaven door twee keer per week (vette) vis op het menu te zetten. Voorbeelden van vette vis zijn zalm, heilbot, sprot, makreel en haring. In kader 4.2 zijn de belangrijkste leefstijladviezen weergegeven, gericht op het verlagen van de bloeddruk en het voorkómen van HVZ.

Kader 4.2 Leefstijladviezen ter preventie van HVZ en verlaging van de bloeddruk

bij overgewicht (BMI > 25): afvallen	een gewichtsverlies van 10% van het lichaamsgewicht kan de bloeddruk aanzienlijk verlagen.
gezond en gevarieerd eten, met veel groenten en fruit	minimaal 2 stuks fruit en 200 g groenten per dag.
regelmatig lichaamsbeweging nemen	minimaal 5 dagen per week een half uur matig intensief bewegen (fietsen, in de tuin werken)
niet roken	
de consumptie van alcohol beperken	voor mannen maximaal 2 glazen per dag; voor vrouwen maximaal 1 glas per dag
matig gebruik van zout en gezouten producten	voeg zo min mogelijk zout en zoutrijke producten toe
beperkt gebruik van drop of zoethoutthee	eet minder dan 50 gram drop per dag en minder dan 2 koppen zoethoutthee

4.2.1 ADVIEZEN GERICHT OP OVERGEWICHT

Het aantal Nederlanders met overgewicht stijgt snel. In 1981 had 37% van de Nederlandse mannen en 30% van de Nederlandse vrouwen tussen de 20 en 70 jaar last van overgewicht, nu kampt ruim 55% van de mannen en 50% van de vrouwen met overgewicht (BMI ≥ 25 kg/m2). Gezond eten en voldoende bewegen is de enige manier om af te vallen en op gewicht te blijven. Er is geen simpele oplossing of magisch dieet. Het gaat vooral om een balans tussen de hoeveelheid eten en de lichamelijke activiteit.

Hoe wordt overgewicht bepaald?

De body-mass index (BMI) is een maat voor het gewicht in verhouding tot de lichaamslengte. De BMI wordt berekend door het lichaamsgewicht in kilo's te delen door de lengte in meters en de uitkomst nog een keer te delen door de lengte. De BMI geeft een schatting van het gezondheidsrisico van het lichaamsgewicht en vertoont een relatie met de hoeveelheid lichaamsvet (kader 4.3).

Kader 4.3 Indeling BMI bij volwassenen, 18-70 jaar

BMI (kg/m^2)	classificatie	risico
< 18,5	ondergewicht	laag (maar verhoogd risico op andere aandoeningen)
18,5-24,9	normaal gewicht	gemiddeld
25-29,9	overgewicht	verhoogd

De middelomtrek is een maat voor de hoeveelheid vet in de buikholte. De middelomtrek hangt samen met de BMI en het totale gehalte aan lichaamsvet. De middelomtrek is de buikomvang gemeten op het niveau van de taille: het smalste deel van het middel tussen de onderste rib en de bovenkant van het heupbeen. In kader 4.4 is de indeling van de middelomtrek voor mannen en vrouwen weergegeven.

Kader 4.4 Indeling middelomtrek bij volwassenen, 18-60 jaar

middelomtrek (in cm)		beoordeling en advies
mannen	vrouwen	
< 94	< 80	– geen verhoogd risico – blijf op gewicht
94-102	80-88	– nog geen verhoogd risico, maar de gevarenzone komt in zicht – blijf op gewicht
102 en hoger	88 en hoger	– verhoogd risico – probeer af te vallen

Gezond eten: de Schijf van Vijf

Voor gezond eten heeft het Voedingscentrum een aantal richtlijnen opgesteld, die zijn samengevat in de Schijf van Vijf:

1 Eet gevarieerd. Ieder voedingsmiddel levert andere voedingsstoffen (vitaminen en mineralen) op. Het is daarom belangrijk om gevarieerd te eten om ervoor te zorgen dat er voldoende van alle voedingsstoffen binnenkomt. De belangrijkste voedingsmiddelgroepen zijn afgebeeld in de schijf van vijf. De vakken in de schijf geven aan hoe variatie in de voeding kan worden aangebracht (figuur 4.2). De producten die in de afbeelding zijn weergegeven, staan symbool voor de groepen vergelijkbare producten. Het stukje rundvlees staat symbool voor de hele groep vergelijkbare producten vlees en kip. De vakken groente, fruit en brood van de Schijf van Vijf zijn groter afgebeeld dan andere. Het is aan te raden uit deze vakken ruime porties te kiezen; deze voedingsmiddelen bevatten in verhouding tot hun volume en gewicht veel voedings-

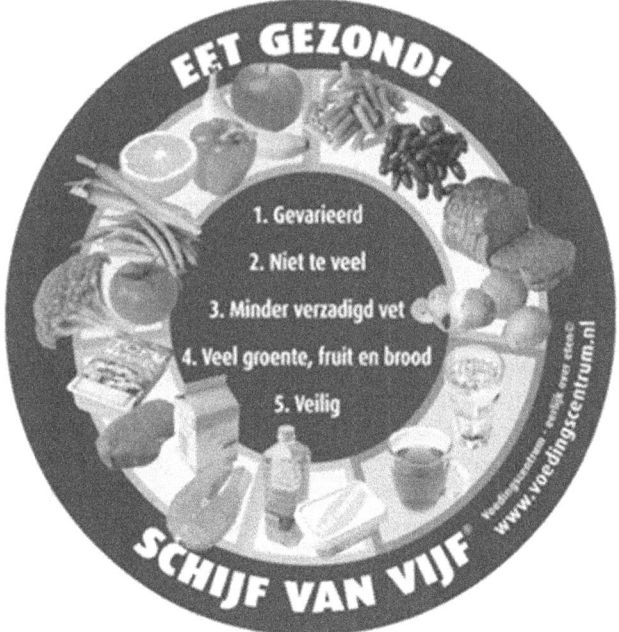

Figuur 4.2 De Schijf van Vijf.

stoffen en weinig calorieën. Vul de voeding verder aan met producten uit de andere vakken. Door gevarieerd te kiezen uit alle vijf vakken, wordt de basis gelegd voor een gezond dagmenu.
2. *Eet niet te veel en beweeg.* Het is belangrijk om van alles wat te eten, maar dan niet te veel (zie de tabel in kader 4.5).
3. *Gebruik minder verzadigde en transvetten.* Vet is altijd een mengsel van verzadigde en onverzadigde vetzuren. Alle typen vetzuren (verzadigd of onverzadigd) bevatten eenzelfde hoeveelheid calorieën. Om af te vallen is het dus belangrijk dat alle soorten vet beperkt worden. De verzadigde en transvetten verhogen het cholesterolgehalte in het bloed en zijn daarom slecht voor hart en bloedvaten. Verzadigde vetten zijn voornamelijk aanwezig in roomboter, harde margarine, hard frituurvet, kokosolie, palmolie, volvette kaas, volle zuivel, vet vlees, worst, snacks, chocolade, koek en gebak. Transvet is vet dat ontstaat tijdens het proces waarbij plantaardige olie gehard wordt. Dit wordt gedaan om de olie geschikter te maken voor gebruik. Producten rijk in transvet zijn: koek, gebak, hartige snacks, zuivel en patat gebakken in hard vet. Gezondere soorten vet zijn onverzadigde vetten: plantaardige olie (zonnebloem, arachide, soja, olijf), vloeibare bak- en braadproducten, (dieet) margarine in een kuipje, halvarine en vetten uit noten en vis.
4. *Eet volop groente, fruit en (volkoren)brood.* Fruit en groenten zijn belangrijke bronnen van vitamine C, foliumzuur, kalium en voedingsvezels. Volkorenbrood is een bron van vitamine B_1, B_2 en B_6 en van voedingsvezels. Voedingsvezels worden slecht afgebroken in het maag-darmstelsel, waardoor ze sneller een gevoel van verzadiging geven. Vezels prikkelen, door hun hoge mate van onverteerbaarheid, ook de darmen en stimuleren en activeren zo de peristaltiek van het darmstelsel. Hoewel vezels geen voedingswaarde hebben, zorgen ze door het geven van een verzadigingsgevoel voor vermindering van de eetlust en bescherming tegen overgewicht.
5. *Ga veilig met voedsel om.* In voedsel kunnen ongezonde stoffen en bacteriën voorkomen. Met het nemen van een aantal eenvoudige maatregelen (handen wassen, keukengerei schoonhouden) kan het risico op besmetting en ziekte, zoals van een voedselinfectie of -vergiftiging, worden verkleind of voorkomen.

Aanbevolen hoeveelheden

De hoeveelheid eten die nodig is om het gewicht te handhaven is afhankelijk van het gewicht zelf, de lichamelijke activiteit en de leeftijd. De aanbevolen hoeveelheden geven aan hoeveel iemand gemiddeld per dag nodig heeft om voldoende eiwitten, vitaminen en mineralen binnen te krijgen. Per leeftijdsgroep gelden de kleinste hoeveelheden voor vrouwen en de grootste voor mannen. Voor mensen met overgewicht zouden deze hoeveelheden (samen met voldoende lichamelijke activiteit) tot een geleidelijke gewichtsafname moeten leiden. In kader 4.5 staan de aanbevolen hoeveelheden samengevat.

Kader 4.5 Aanbevolen hoeveelheden voor een gezonde voeding

voedingsmiddel	19-50 jaar	51-70 jaar	> 70 jaar
groente	200 g (4 opscheplepels)	200 g (4 opscheplepels)	150 g (3 opscheplepels)
fruit	200 g (2 stuks)	200 g (2 stuks)	200 g (2 stuks)
volkorenbrood	210-245 g (6-7 sneetjes)	175-210 g (5-6 sneetjes)	140-175 g (4-5 sneetjes)
aardappelen, rijst, pasta, peulvruchten	200-250 g (4-5 opscheplepels)	150-200 g (3-4 opscheplepels)	100-200 g (2-4 opscheplepels)
melk(producten)	450 ml	500 ml	650 ml
kaas (geef de voorkeur aan soorten met minder vet)	1,5 plak (30 g)	1,5 plak (30 g)	1 plak (20 g)
vlees, vis*, kip, eieren, vleesvervangers (beperk het gebruik van vleeswaren)	100-125 g	100-125 g	100-125 g
halvarine	30-35 g (5 g/sneetje)	25-30 g (5 g/sneetje)	25-30 g (5 g/sneetje)
bak-, braad- en frituurproducten, olie	15 g (1 eetlepel)	15 g (1 eetlepel)	15 g (1 eetlepel)
dranken (inclusief melk)	1,5-2 liter	1,5-2 liter	1,5 liter

* Twee keer per week vis, waarvan ten minste één keer vette vis.
Bron: www.voedingscentrum.nl.

4.2.2 VOEDINGSADVIEZEN BIJ HYPERTENSIE

Naast gezond eten in het algemeen zijn er in verband met het ontstaan van hypertensie een aantal specifieke voedingsstoffen waarop gelet moet worden (zie kader 4.6).

Zout

Onderzoek heeft aangetoond dat een matige beperking van de zoutinname de bloeddruk verlaagt. De vuistregel is dat 1 gram minder zout per dag de systolische bloeddruk 1 mmHg verlaagt. Het zoutgebruik in Nederland bedraagt momenteel gemiddeld 10 gram zout per dag. Vanuit gezondheidsoogpunt zou dit teruggebracht moeten worden naar 6 gram (de WHO adviseert zelfs minder dan 5 gram per dag). Dat betekent een reductie van 40 tot 50%. Keukenzout komt in vrijwel alle voedingsmiddelen voor, van nature of toegevoegd. Het zoutgehalte dat van nature in voeding zit, varieert tussen de 2 en 70 mg per 100 gram, dat is vrij weinig. Van nature zit het meeste zout in vlees, vis en eieren. Het minste zout is aanwezig in groenten en fruit. Naast keukenzout en zeezout zijn sojasaus, ketjap, bouillonblokjes, Aromat en andere soortgelijke kruidenmengsels rijk aan zout. De grootste bron van zoutconsumptie in Nederland vormen echter de industrieel bereide voedingsmiddelen zoals brood, kaas, vleeswaren, kant-en-klare soepen, sauzen en snacks (borrelnoten, gezouten nootjes, chips). Zout wordt toegevoegd om het eten op smaak te brengen of als smaakversterker. Het wordt ook gebruikt om producten langer te kunnen bewaren. Denk daarbij aan vlees, vis, kaas en zuurkool. De overheid en de voedingsindustrie in Nederland hebben afgesproken om vanaf 1 juli 2009 de hoeveelheid zout in brood landelijk te verminderen. Daarnaast is het belangrijk voor patiënten met hypertensie om zelf de hoeveelheid zout in hun dieet te bewaken. Dit kan met behulp van enkele eenvoudige tips (kader 4.6).

> **Kader 4.6 Adviezen ten aanzien van zoutgebruik**
> - Beperk de hoeveelheid zout en zoutrijke producten toegevoegd tijdens het koken of aan tafel en gebruik specerijen en kruiden om smaak te geven aan gerechten.
> - Vergelijk en kies producten op basis van de hoeveelheid zout die vermeld wordt op de verpakking.
> - Kies vers vlees, gevogelte of vis in plaats van voeding uit blik of gerookte/gezouten vleeswaren.
> - Beperk het gebruik van groenten op zuur, olijven en zuurkool.
> - Vermijd kant-en-klaar producten.

Kalium

Een kaliuminname van 1,5 tot 2 gram per dag resulteert in een gemiddelde bloeddrukdaling van 1,6 tot 2,4 mmHg. Deze hoeveelheid komt overeen met vier bananen (circa 2 g kalium). Hoewel deze daling bescheiden is, kan een voedingspatroon dat rijk is aan kalium op een gunstige manier bijdragen aan een lagere bloeddruk. Bovendien bevatten veel producten die van nature rijk zijn aan kalium relatief weinig zout. De minimaal aanbevolen dagelijkse hoeveelheid kalium is 3,5 gram per dag. In Nederlands zit bijna de helft van de bevolking onder de aanbevolen hoeveelheid. Voedingsmiddelen die rijk aan kalium zijn, zijn vijgen, dadels, sinaasappels, abrikozen, bananen, gedroogd fruit (rozijnen, krenten), zaden, noten, tomaten en aardappelen.

Calcium en magnesium

Calcium en magnesium dragen een klein beetje bij aan het verlagen van de bloeddruk. Een inname van 1000 mg calcium per dag geeft een bloeddrukdaling van 2 mmHg systolisch en 1 mmHg diastolisch. Door het dagelijks gebruiken van drie tot vier glazen melk en een plak kaas (volgens de Richtlijnen Goede Voeding) wordt al een groot deel van de behoefte aan calcium (en magnesium) gedekt.

4.2.3 LICHAMELIJKE ACTIVITEIT

Ongeacht leeftijd en gewicht heeft regelmatige inspanning een positief effect op de bloeddruk. Bij mensen met een verhoogde bloeddruk is dit effect nog groter. Dit langetermijneffect wordt toegeschreven aan een vermindering van de vaatweerstand – de bloedvaten gaan meer openstaan – en een afname van zout waardoor minder vocht wordt vastgehouden (en het bloedvolume wordt verlaagd). Deze verlaging van de weerstand en verkleining van het bloedvolume zorgen beide voor een verlaging van de bloeddruk. Hoe meer spieren bij de inspanning worden betrokken, des te groter is het effect op de bloeddruk. Verder hebben duurinspanningen (wandelen, fietsen, zwemmen, hardlopen) een groter effect op de bloeddruk dan krachtsinspanningen (gewichtheffen). Bovendien geeft duursport ook nog een gewichtsafname door het verbranden van calorieën. Tijdens inspanning is overigens sprake van kortdurende verhoging van de systolische bloeddruk (tot soms wel 200 mmHg), er moet immers veel meer bloed worden rondgepompt. De diastole blijft gelijk of wordt iets lager. Direct na een flinke inspanning blijft de bloeddruk circa een uur lager, om dan weer op te lopen tot het uitgangsniveau. Op den duur kan regelmatige training door genoemde factoren een blijvende verlaging van de bloeddruk geven met gemiddeld zo'n 5 mmHg systolisch. Het gezondheidsbevorderende effect van bewegen kan al worden behaald door bijvoorbeeld 30 minuten per dag te fietsen, stevig te wandelen of te tuinieren. Deze 30 minuten hoeven niet aaneengesloten te zijn, maar mogen over de dag worden verdeeld. Activiteiten die gemakkelijk kunnen worden ingebouwd in het dagelijks leven blijken natuurlijk het meest effectief. Bij voorkeur zou iedereen elke dag ten minste 30 minuten lichamelijk actief moeten zijn. Aangezien dit niet altijd haalbaar is, wordt geadviseerd minimaal 5 dagen per week 30 minuten per dag matig intensief te bewegen. Bij ernstige of gecompliceerde hypertensie die nog niet goed gereguleerd is, wordt een aantal sporten waarbij de inspanning kort en explosief is afgeraden, zoals worstelen en gewichtheffen.

4.2.4 ALCOHOLCONSUMPTIE

Een te hoge alcoholconsumptie verhoogt de bloeddruk. De bloeddruk wordt hoger wanneer iemand meer alcohol drinkt. Het effect van alcohol op de bloeddruk is waarschijnlijk een direct effect. Alcohol zet de bloedvaten open (vasodilatatie) in sommige vaatbedden maar heeft ook een direct stimulerend effect op de sympathische zenuwactiviteit, met als gevolg dat de bloeddruk kan toenemen. Het effect van een hoge alcoholconsumptie op de bloeddruk is omkeerbaar: wanneer de consumptie beperkt wordt, daalt de bloeddruk weer. De invloed van alcohol op hypertensie is niet eenduidig. Bij een aantal studies is er een lichte bloeddrukdaling gezien bij mensen die minder dan twee glazen per dag drinken in vergelijking met geheelonthouders. Vooral de consumptie van rode wijn zou het risico op HVZ verminderen. Drie of meer glazen per dag is geassocieerd met een hoger risico op hypertensie. Met het oog op het voorkómen van HVZ wordt aanbevolen het alcoholgebruik te beperken tot één glas rode wijn per dag voor vrouwen en twee glazen per dag voor mannen.

Het effect van verschillende leefstijladviezen op de bloeddruk is samengevat in kader 4.7.

Kader 4.7 Verwachte effecten op de bloeddruk van verschillende maatregelen*

interventie	SBD-daling (mmHg)
10 kg gewichtsverlies	5-20 mm
zoutbeperking	2-8 mm
lichaamsbeweging	4-9 mm
matigen van alcoholconsumptie	2-4 mm

* De bloeddrukdalingen door genoemde maatregelen kunnen niet bij elkaar worden opgeteld.

4.3 Medicamenteuze behandeling

4.3.1 ALGEMEEN

De beslissing om naast leefstijladviezen te starten met de medicamenteuze behandeling van hypertensie is afhankelijk van de hoogte van de bloeddruk en van de aanwezigheid van HVZ of diabetes of, bij het ontbreken daarvan, van het geschatte cardiovasculaire risico. De streefwaarde voor de bloeddruk dient voor aanvang van de behandeling te worden vastgesteld. Zoals in kader 4.1 is weergegeven, is deze voor de meeste patiënten < 140/90 mmHg, voor hoogrisicopatiënten < 130/80 mmHg. Vóór het starten met een geneesmiddel dient rekening te worden gehouden met:
1 comorbiditeit;
2 interacties met andere medicatie;
3 eventueel eerder opgetreden bijwerkingen gerelateerd aan het gebruik van bloeddrukverlagende medicatie.

Inmiddels zijn er tien klassen van bloeddrukverlagende medicatie, met allemaal een apart werkingsmechanisme. Binnen iedere klasse zijn er – soms belangrijke – verschillen in de duur van het bloeddrukverlagend effect, maar over het algemeen heeft wisselen van middel binnen een klasse bij onvoldoende effect weinig nut. De vier belangrijkste klassen van antihypertensiva zijn:
1 blokkers van het renine-angiotensinesysteem (RAS), bestaande uit remmers van het angiotensineconverterend enzym (ACE-remmers), angiotensinereceptorblokkers (ARB's) en – onlangs hieraan toegevoegd – de directe renineblokkers (DRB's);

2 bètablokkers;
3 calciumantagonisten;
4 thiazidediuretica.

ACE-remmers, ARB's en DRB's

Angiotensine II is het belangrijkste bloeddrukverhogende enzym in het renine-angiotensinesysteem en zorgt voor het samentrekken van de bloedvaten en het vasthouden van water en zout via de nieren. ACE-remmers zorgen ervoor dat de omzetting van angiotensine I naar angiotensine II door het angiotensineconverterend enzym (ACE) geremd wordt. Hierdoor vindt het samentrekken van de bloedvaten en het vasthouden van water en zout onder invloed van angiotensine II niet meer plaats. ARB's blokkeren de receptor waaraan angiotensine II bindt. Angiotensine II kan in dat geval wel gevormd worden, maar niet zijn werking uitoefenen. De namen van alle ACE-remmers eindigen op -pril en die van alle ARB's op -sartan. De nieuwste klasse van bloeddrukverlagende geneesmiddelen is die van de DRB's. Zij binden en inactiveren het renine en voorkomen dus op die manier dat angiotensinogeen kan worden omgezet in angiotensine I. Renineblokkers lijken even effectief te zijn als ACE-remmers en ARB's in het verlagen van de bloeddruk en het verminderen van proteïnurie.

Bètablokkers

Bètablokkers blokkeren het effect van adrenaline en noradrenaline, die onder invloed van het sympathische zenuwstelsel door de bijnier worden afgegeven. Adrenaline en noradrenaline kunnen zowel bèta-1- als bèta-2-receptoren stimuleren. Stimulatie van de bèta-1-receptoren zorgt voor versnelling van de hartslag en een verhoging van de bloeddruk. Stimulatie van de bèta-2-receptoren zorgt vooral voor verwijding van de luchtwegen. Voor het verlagen van de bloeddruk (en de hartslag) is vooral blokkering van de bèta-1-receptor van belang. Met andere woorden, de bètablokker dient bèta-1-selectief te zijn.

Calciumblokkers

Voor het samentrekken van de bloedvaten en de hartspier is opname van calcium nodig door de spiercel via calciumkanalen. Deze instroom kan worden geblokkeerd door calciumblokkers of -antagonisten. Hierdoor kunnen zowel de bloedvaten, die zorgen voor de perifere weerstand, als de hartspier minder krachtig samentrekken, met als gevolg dat de bloeddruk daalt. Calciumblokkers die selectief op de calciumkanalen in het hart werken verlagen vooral de hartslag. Een voorbeeld van deze zogeheten non-dihydropiridine calciumblokkers zijn verapamil en diltiazem. Zij worden meestal voorgeschreven bij boezemfibrilleren. De niet-hartslagverlagende (dihydropyridine) calciumblokkers blokkeren vooral de calciumkanalen in de bloedvaten. Daardoor zijn ze zeer effectief in het verlagen van de bloeddruk. Omdat bloeddrukverlaging via stimulatie van de baroreceptoren het sympathische zenuwstelsel activeert, geven de dihydropyridine calciumblokkers juist een verhoging van de hartslag. Alle dihydropyridine calciumblokkers hebben een naam die eindigt op -dipine (nifedipine, amlodipine).

Thiazidediuretica
Deze middelen blokkeren de heropname van natrium en chloride in de distale verzamelbuisjes in de nier. Hierdoor worden via de urine water en zout uitgescheiden en neemt het volume aan water en zout in de bloedvaten af, waardoor de bloeddruk lager wordt. Thiazidediuretica worden onderverdeeld in thiazide- en thiazideachtige diuretica. Dit onderscheidt wordt gemaakt vanwege het verschil in chemische structuur. De werking is echter hetzelfde. Het bekendste thiazidediureticum is hydrochloorthiazide. De bekendste thiazideachtige diuretica zijn chloorthalidon en indapamide.

4.3.2 PATIËNTEN ZONDER HVZ OF DM2
Vergelijkende onderzoeken naar de effectiviteit van de verschillende bloeddrukverlagende geneesmiddelen bij patiënten met hypertensie zonder HVZ of DM2, hebben laten zien dat thiazidediuretica, calciumblokkers en ACE-remmers ongeveer allemaal even goed zijn in het voorkómen van HVZ. Een recente analyse heeft laten zien dat bètablokkers zoals atenolol en metoprolol minder effectief lijken in het verlagen van de bloeddruk en het voorkomen van cardiovasculaire ziekten (vooral beroertes) vergeleken met andere bloeddrukverlagende geneesmiddelen. In enkele recentere hypertensierichtlijnen worden bètablokkers daarom niet meer aangemerkt als geneesmiddel van eerste keus voor de behandeling van hypertensie bij patiënten zonder HVZ. In tegenstelling tot de hier besproken richtlijn van de Britse hypertensievereniging, adviseert de huidige Nederlandse richtlijn *Cardiovasculair risicomanagement* medicamenteuze behandeling bij ongecompliceerde hypertensie zonder specifieke comorbiditeit te

starten met een diureticum, en als tweede stap combinatie met een bètablokker. De Europese richtlijn doet geen aanbeveling en spreekt geen voorkeur uit voor ACE-remmer, bètablokker, calciumantagonist of diureticum als startmedicatie.

De Britse hypertensierichtlijn is gebaseerd op de wetenschap dat ACE-remmers beter de bloeddruk lijken te verlagen bij jongere patiënten (< 55 jaar). Bij ouderen en bij negroïde patiënten met hypertensie daarentegen lijken thiazidediuretica en calciumantagonisten effectiever. In navolging van de Britse hypertensierichtlijn kan bij de ongecompliceerde patiënt met hypertensie de volgende medicatiekeuze worden gemaakt: een ACE-remmer (of A) voor patiënten < 55 jaar en een – niet-hartslagverlagende – calciumblokker (C) of diureticum (D) bij patiënten ≥ 55 jaar en negroïde patiënten (zie figuur 4.3). Als na het starten van bloeddrukverlagende therapie de streefwaarde bij vervolgcontrole nog niet gehaald is, kan het beste worden geko-

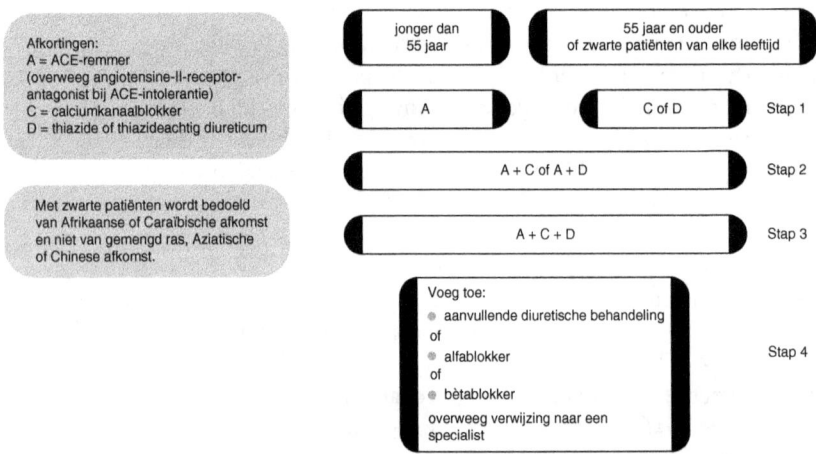

Figuur 4.3 *Behandeling volgens de Britse hypertensierichtlijn. Stap 1. Bij patiënten jonger dan 55 jaar wordt gestart met een ACE-remmer (A), bij patiënten ≥ 55 jaar wordt gekozen voor een diureticum (D) of calciumblokker (C). Stap 2. Als de bloeddruk onvoldoende gecontroleerd is, wordt een middel van de andere klasse toegevoegd: A+C of A+D. Stap 3. Als de bloeddruk nog niet op de streefwaarde is, worden alle drie de middelen gecombineerd (A+C+D). Stap 4. Behelst toevoeging van een alfa-blokker, bètablokker of ander diureticum (spironolacton, eplerenon). Indien sprake is van therapieresistente hypertensie (drie antihypertensiva inclusief een diureticum) dient verdere analyse bij een specialist te worden overwogen.*

zen voor een combinatiebehandeling of een ander antihypertensivum. Combineren in lage dosis is effectiever dan het verhogen van de dosis van één antihypertensivum en geeft minder kans op bijwerkingen. De effectiefste combinatie is die van een ACE-remmer met een calciumantagonist of diureticum (A+C of D). Ter bevordering van de medicatietrouw is het aan te bevelen om een geneesmiddel te kiezen met een lange halfwaardetijd, zodat maar eenmaal per dag een tablet hoeft te worden ingenomen. Als een patiënt twee verschillende antihypertensiva gebruikt, is het te overwegen om een combinatiepreparaat voor te schrijven. In de Europese richtlijn wordt ook wel geadviseerd direct te starten met een combinatiepreparaat als de bloeddruk vóór behandeling ≥ 160/100 mmHg is. De kans dat het lukt de bloeddruk op streefwaarde te krijgen met één antihypertensivum is in dat geval klein.

4.3.3 PATIËNTEN MET HVZ OF DM2

Voor patiënten met HVZ of DM2 geldt dat niet alleen strengere streefwaarden worden gehanteerd, maar ook dat er in bepaalde gevallen een indicatie kan zijn voor antihypertensieve therapie om een andere reden dan bloeddrukverlaging. Afhankelijk van het type HVZ hebben bepaalde klassen antihypertensiva de voorkeur. Deze staan samengevat in kader 4.8.

Kader 4.8 Geneesmiddelenkeuze bij patiënten met HVZ of DM2

hartinfarct, PTCA of CABG	bètablokker* + ACE-remmer*
angina pectoris	bètablokker*
hartfalen	bètablokker* + ACE-remmer * ± diureticum
beroerte of TIA	diureticum, calciumblokker, ACE-remmer
DM2 met of zonder proteïnurie	ACE-remmer*
nierinsufficiëntie (GFR < 60 ml/min)	ACE-remmer*

* Indicatie geldt ook bij normale bloeddruk.

Bij patiënten met angina pectoris, een doorgemaakt hartinfarct of hartfalen op basis van coronaire hartziekte zijn ongeacht de bloeddruk bètablokkers geïndiceerd om de werklast voor het hart te verminderen en de doorbloeding van de kransvaten te verbeteren. Bij patiënten na coronaire revascularisatie (na dotterbehandeling of coronaire bypassoperatie), met een hartinfarct, of met hartfalen op basis van coronaire hartziekten verbetert de prognose als naast een bètablokker ook gestart wordt met ACE-remmers. Dit effect wordt deels verklaard door de bloeddrukverlagende werking en deels door een direct gunstig effect van ACE-remmers op de hartspier. De behandeling met ACE-remmers is, net als bij de bètablokkers, ook geïndiceerd als de bloeddruk normaal is. Om de strengere bloeddrukwaarden te halen bij patiënten met HVZ, is naast behandeling met een bètablokker en/of ACE-remmer vaak nog aanvullende therapie noodzakelijk. Bij patiënten met een doorgemaakt myocardinfarct kunnen zowel diuretica als calciumantagonisten worden gebruikt wanneer de streefwaarde voor de bloeddruk niet wordt bereikt met een bètablokker en een ACE-remmer. Bij patiënten met hartfalen kunnen ook bij normale bloeddrukwaarden diuretica geïndiceerd zijn. In dat geval is het raadzaam de ACE-remmer 's avonds te laten innemen om te grote dalingen in de bloeddruk te voorkomen. Bij dit soort patiënten is een scherpe instelling vaak lastig te bereiken vanwege bijkomende klachten van vermoeidheid of duizeligheid, die zowel met de hartziekte als met (over)behandeling van de bloeddruk kunnen samenhangen. Een 24 uursmeting kan dan helpen om perioden met overbehandeling op te sporen.

Bij patiënten die een beroerte of TIA hebben doorgemaakt, zorgt verlaging van de bloeddruk voor een vermindering van het risico op zowel een nieuw CVA of TIA als een hartinfarct. Met welk bloeddrukverlagend middel dat gebeurt, lijkt minder van belang. Voor patiënten met DM2 geldt vooral dat stringente controle van de bloeddruk zowel HVZ als verlies van nierfunctie kan voorkomen. Mede door de strengere streefwaarden zijn bij patiënten met DM2 vaak meerdere bloeddrukverlagende middelen nodig om de bloeddruk goed te controleren. Bij patiënten met DM2 en eiwitverlies in de urine heeft een ACE-remmer (of, als deze niet verdragen wordt, een ARB of DRB) de voorkeur om (verder) nierfunctieverlies te voorkomen. Bij patiënten met nierfunctiestoornissen en een GFR < 60 ml/min en > 1 gram eiwitverlies in de urine dient ongeacht de hoogte van de bloeddruk behandeling met een ACE-remmer (of ARB) te worden gestart ter bescherming van de nierfunctie. Dit geldt ook voor patiënten met DM2 en > 1 gram eiwit in de urine. Deze patiënten zijn meestal ook onder controle bij een nefroloog. Zowel het kalium als het creatinine wordt na twee weken gecontroleerd wegens het risico op hyperkaliëmie en achteruitgang van de nierfunctie. Een stijging van > 30% van het uitgangscreatinine of hyperkaliëmie is reden voor overleg en noopt tot het staken van de ACE-remmer en/of de laatst gestarte antihypertensiva.

4.3.4 CONTRA-INDICATIES, INTERACTIES EN BIJWERKINGEN

Bij het veilig voorschrijven van een geneesmiddel is het belangrijk eerst na te gaan of het middel bij die specifieke patiënt gevaarlijk zou kunnen zijn. Een korte checklist waarin de belangrijkste vragen rond het veilig voorschrijven van medicijnen zijn opgenomen is weergegeven in kader 4.9.

Kader 4.9 Checklist voor het starten van geneesmiddelen
– Is er een contra-indicatie?
– Is het geneesmiddel eerder gebruikt? Zo ja, wat was de reden van staken?
– Is er interactie met andere medicijnen?
– Is er een dosisaanpassing nodig?
– Zijn de belangrijkste bijwerkingen besproken?

Een bijkomende conditie of aandoening kan een reden zijn waarom een geneesmiddel niet mag worden voorgeschreven of gecontraindiceerd is. Voorbeelden van contra-indicaties zijn het gebruik van ACE- remmers bij zwangeren, of bètablokkers bij patiënten met ernstige COPD. Mogelijk heeft de patiënt een (vergelijkbaar) middel eerder gebruikt en zijn er bijwerkingen opgetreden, waardoor het middel niet meer mag worden voorgeschreven. Een voorbeeld is het optreden van angio-oedeem bij ACE-remmergebruik. Het kan verstandig zijn om een andere bloeddrukverlager te kiezen als er een grote kans is op interacties met andere (niet-bloeddrukverlagende) geneesmiddelen (bijv. nierfunctiestoornissen door gelijktijdig gebruik van ACE-remmers en NSAID's of bradycardie door het gelijktijdig gebruik van bètablokkers en verapamil). Een dosisaanpassing is voor sommige geneesmiddelen noodzakelijk, vooral bij ouderen en patiënten met nierfunctiestoornissen. Bij het voorschrijven van antihypertensiva bij ouderen is het bijvoorbeeld verstandig te beginnen met een lage dosis en de eerste drie dagen de dosis 's avonds voor het slapen gaan te laten innemen om orthostatische klachten (duizeligheid en vlekken voor de ogen bij opstaan) te voorkomen. Tot slot dienen de meest voorkomende (prikkelhoest bij ACE-remmers, enkeloedeem bij calciumblokkers) of potentieel ernstige bijwerkingen (angio-oedeem bij ACE-remmers) met de patiënt te worden besproken. Hierna zullen eerst de belangrijkste aandoeningen en condities worden besproken, waarbij bepaalde antihypertensiva gecontra-indiceerd zijn. Vervolgens zullen de belangrijkste interacties en bijwerkingen per antihypertensieve klasse worden besproken. Een overzichtstabel met de meest gebruikte antihypertensiva, hun namen, doseringen en belangrijkste bijwerkingen staat in bijlage 1 achterin dit boek.

Contra-indicaties
Voordat gestart wordt met bloeddrukverlagende therapie, is het belangrijk na te gaan of er een reden is waarom het geneesmiddel niet gegeven zou mogen worden of niet de voorkeur verdient. In tabel 2 in bijlage 1 achterin dit boek zijn de belangrijkste condities weergegeven waarbij het gebruik van bepaalde antihypertensiva gecontraindiceerd is. In deze tabel is een onderverdeling gemaakt in situaties waarbij een middel absoluut niet gegeven mag worden en situaties waarbij een ander middel de voorkeur verdient. In dit geval wordt gesproken van een relatieve contra-indicatie.
Tijdens de zwangerschap zijn ACE-remmers, ARB's en waarschijnlijk ook DRB's gecontra-indiceerd, omdat zij een verhoogd risico geven op aangeboren afwijkingen. Om bloeddrukschommelingen gerelateerd aan het veranderen van de medicatie in de zwangerschap te vermijden, en te voorkomen dat deze middelen, die juist in het eerste trimester schadelijk kunnen zijn, worden doorgebruikt tijdens de zwangerschap, is het verstandig de medicatie te veranderen als een zwangerschapswens bestaat. Alfa-methyldopa (Aldomet®) wordt al jaren veilig toegepast voor de behandeling van hypertensie in de zwangerschap en is daarmee het middel van eerste keuze. Ook nifedipine retard en labetalol lijken veilig gebruikt te kunnen worden in

de zwangerschap. Van andere bloeddrukverlagers inclusief andere calciumantagonisten en bètablokkers is de veiligheid minder goed vastgesteld, of is er te weinig ervaring.

Bètablokkers kunnen door blokkade van de bèta-2- mindere-receptoren in de long ernstige kortademigheid geven bij patiënten met astma of chronische obstructieve longziekten (COPD). Bij patiënten met ernstig astma bronchiale of COPD (FEV_1 < 50% van de voorspelde waarde) zijn bètablokkers daarom gecontra-indiceerd. Voor het verlagen van de hartfrequentie bij patiënten met een doorgemaakt hartinfarct of angina pectoris kan in dit geval diltiazem of verapamil worden gebruikt als alternatief voor bètablokkade (maar niet bij patiënten met hartfalen). Bij patiënten met licht tot matig astma of COPD (FEV1 > 50% van de voorspelde waarde) kunnen bètablokkers in het algemeen veilig worden voorgeschreven. De voorkeur gaat in dat geval uit naar bèta-1-selectieve bètablokkers zoals metoprolol, atenolol, carvedilol of nebivolol. Omdat atenolol vooral via de nieren wordt uitgescheiden (geklaard), is voorzichtigheid geboden met het gebruik van atenolol bij patiënten met nierfunctiestoornissen vanwege het risico op overdosering en (symptomatische) bradycardie. De voorkeur gaat in dat geval uit naar middelen die via de lever worden geklaard zoals metoprolol.

Bij een afwijkende prikkelgeleiding tussen de boezem en kamer van het hart zijn zowel bètablokkers als hartslagvertragende calciumblokkers (diltiazem, verapamil) gecontra-indiceerd. Het gaat in dat geval om patiënten met een PQ-tijd > 0,24 s, een tweede- of derdegraads AV-blok, of een zogeheten 'sick sinus-'syndroom. Een ecg hoeft niet standaard te worden verricht als een bètablokker wordt voorgeschreven, tenzij de voorgeschiedenis ritme- of geleidingsstoornissen vermeldt. Voor de behandeling van hypertensie kan in dat geval worden uitgeweken naar ACE-remmers, diuretica en niet-hartslagvertragende calciumblokkers zoals amlodipine en nifedipine retard.

Diltiazem en verapamil geven een hoger risico op het optreden van nieuwe hartklachten bij patiënten die bekend zijn met hartfalen en een slechte linkerkamerfunctie (LVEF < 40%). Dat komt waarschijnlijk doordat deze middelen niet alleen een vertraging van de hartslag teweegbrengen maar ook de knijpkracht van het hart verminderen. Het gebruik van diltiazem en verapamil wordt daarom bij patiënten met hartfalen en een slechte linkerkamer afgeraden. Het gelijktijdig gebruik van bètablokkers en diltiazem of verapamil kan leiden tot ernstige ritmestoornissen en dient, ook bij patiënten zonder hartfalen, te worden vermeden. Omdat verapamil grotendeels via de nieren wordt uitgescheiden, is vanwege het risico op overdosering voorzichtigheid geboden bij het gebruik van verapamil bij patiënten met nierfunctiestoornissen.

Bij patiënten met de ziekte van Raynaud – een doorbloedingsstoornis van de vingers door slagaderlijke spasmen, die meestal optreedt na blootstelling aan koude – en bij patiënten die last hebben van koude handen en voeten, kunnen bètablokkers leiden tot verergering van hun klachten. Omdat calciumblokkers een bewezen gunstig effect hebben op de doorbloeding en het optreden van vaatspasmen hebben deze middelen bij patiënten met de ziekte van Raynaud de voorkeur. Als vertraging van de hartslag gewenst is, zoals bij patiënten met angina pectoris of een doorgemaakt hartinfarct, kan worden gekozen voor een calciumblokker met hartfrequentieverlagende eigenschappen zoals verapamil of diltiazem. Als alternatief kan worden gekozen voor een bètablokker met vaatverwijdende eigenschappen zoals nebivolol of carvedilol.

Jicht is een gewrichtsontsteking (meestal van de grote teen) door ophoping van urinezuurkristallen in de gewrichtsspleet. Zowel thiazide- als lisdiuretica geven een dosisafhankelijke verhoging van de urinezuurconcentratie in het bloed en geven daarmee een (licht) verhoogd risico op jicht. Dit geldt vooral bij patiënten die eerder een jichtaanval hebben doorgemaakt. Andere bloeddrukverlagende middelen hebben in dat geval de voorkeur. Het is gebleken dat ACE-remmers en ARB's de toename van het urinezuur door het gebruik van diuretica verminderen. Een combinatie van een ACE-remmer of ARB met een lage dosis thiazide heeft een neutraal effect op de urinezuurconcentratie. Bij patiënten die een diureticum nodig hebben, bijvoorbeeld patiënten bij wie de bloeddruk anders moeilijk is in te stellen, of patiënten met hartfalen en neiging tot longvatovervulling, kan daarom het beste een zo laag mogelijke dosis van een thiazide- of lisdiureticum gecombineerd worden met een ACE-remmer of ARB.

Interacties en bijwerkingen

De meeste bloeddrukverlagende geneesmiddelen kunnen zonder problemen worden gecombineerd met andere (bloeddrukverlagende) medicijnen. Met een aantal mogelijke interacties dient echter rekening te worden gehouden. De meeste hebben te maken met de wijze waarop medicijnen worden afgebroken in de lever en waarop ze de natrium- en kaliumuitscheiding in de nier beïnvloeden. Hoewel de meeste bloeddrukverlagende geneesmiddelen goed worden verdragen, is er bij alle geneesmiddelenklassen sprake van bijwerkingen. Voor de belangrijkste klassen van antihypertensiva zullen zowel veel voorkomende als zeldzame, maar ernstige bijwerkingen in grote lijnen worden besproken. In de tabellen 3 en 4 van bijlage 1 achterin dit boek worden de belangrijkste interacties en bijwerkingen per antihypertensieve klasse weergegeven.

ACE-remmers, ARB's en DRB's. ACE-remmers, ARB's en waarschijnlijk ook DRB's geven een verhoogd risico op nierfunctiestoornissen als zij worden gecombineerd met NSAID's zoals ibuprofen, naproxen en diclofenac. Het risico op nierfunctiestoornissen wordt groter als naast ACE-remmers ook diuretica zijn voorgeschreven. NSAID's kunnen, mede vanwege hun bloeddrukverhogende effect, daarom het beste worden vervangen door andere pijnstillers zoals paracetamol of tramadol, die geen effect hebben op de bloeddruk of de prostaglandinesynthese. Bij gelijktijdig gebruik van ACE-remmers en ARB's of kaliumsparende diuretica zoals triamtereen en spironolacton, kan de kaliumspiegel in het bloed stijgen. Dit geldt vooral voor patiënten met nierfunctiestoornissen en een verminderd circulerend volume (ondervulling, hartfalen). Het is dus belangrijk om het kalium en creatinine regelmatig te controleren bij patiënten die deze combinatie moeten gebruiken.
De meest voorkomende bijwerking van ACE-remmers is prikkelhoest. Deze bijwerking komt bij ongeveer 10% van de patiënten voor en is vaak een reden om de behandeling te wijzigen. Als alternatief kan gewisseld worden naar een ARB of DRB, waarbij een prikkelhoest niet vaker optreedt dan bij behandeling met een neppil (placebo). Angio-oedeem is een zeldzame maar levensbedreigende complicatie van het gebruik van ACE-remmers en komt voor bij 1:200 patiënten die ACE-remmers krijgen voorgeschreven. Angio-oedeem wordt veroorzaakt doordat ACE-remmers de afbraak van bradykinine remmen, een eiwit dat zorgt voor vaatverwijding en verhoogde doorlaatbaarheid van de bloedvaten. Op de plaatsen waar de doorlaatbaarheid van de bloedvaten het grootst is, kan door uittreding van vocht een forse zwelling ontstaan. Dit betreft meestal een – soms zeer uitgesproken – zwelling van de lippen of de tong. Bij extreme zwelling van de tong of van het strottenhoofd kan acute ademnood

ontstaan. Soms is daarbij het plaatsen van een canule in de luchtwegen met kunstmatige ademhaling noodzakelijk. Patiënten met (toenemend) angio-oedeem dienen altijd naar het ziekenhuis te worden verwezen. Angio-oedeem treedt meestal op kort na het starten van de therapie maar soms nog jaren nadat met ACE-remmers is gestart. Na het staken van de ACE-remmers treedt binnen 24-48 uur volledig herstel op. Hoewel angio-oedeem ook kan optreden bij het gebruik van ARB's, is de kans hierop veel kleiner dan bij het gebruik van ACE-remmers. Alleen als er bij een patiënt met angio-oedeem door ACE-remmers een belangrijke indicatie bestaat voor renine-angiotensineblokkade, kan het gebruik van ARB's (of DRB's) worden overwogen. Als met een ACE-remmer (of ARB, DRB) wordt gestart, wordt altijd na twee weken het kalium- en creatininegehalte gecontroleerd als maat voor de nierfunctie. Dit gebeurt wegens het risico op hyperkaliëmie en achteruitgang van de nierfunctie door een – nog niet onderkende – vernauwing van de nierslagaders.

Bètablokkers. De bètablokkers metoprolol en nebivolol worden, net als cimetidine, sertraline (Zoloft®), kinidine, ritonavir, terbinafine (Lamisil®) en de meeste selectieve serotonineheropnameremmers (SSRI's) zoals seroxat en paroxetine, afgebroken via het CYP2D6-systeem in de lever. Gelijktijdige toediening van deze middelen zorgt daarom voor een (tijdelijke) verhoging van de spiegels van metoprolol of nebivolol. Sterke CYP450-remmers zoals cimetidine, erytromycine, fluoxetine, haloperidol, ketoconazol en verapamil verhogen de plasmaspiegel van carvedilol. Voor de praktijk lijkt het risico op een ernstige vertraging van de hartslag echter gering. Bij patiënten die al een trage volgfrequentie hebben (hartslag < 60 sl/min) lijkt het verstandig de dosis metoprolol of nebivolol te halveren als deze middelen worden voorgeschreven. De meest voorkomende bijwerkingen bij het gebruik van bètablokkers zoals atenolol of metoprolol zijn vermoeidheid en een verminderde inspanningstolerantie. Dit laatste wordt vooral gehoord van sporters die merken dat de maximale inspanning die zij kunnen leveren verminderd is na het starten van de medicatie. Verlaging van de dosis is meestal voldoende. Bij klachten van koude handen of voeten na het starten van bètablokkade kan het beste worden gewisseld naar bètablokkers met vaatverwijdende eigenschappen zoals nebivolol of carvedilol. Het optreden van depressie en slaapstoornissen is beschreven bij het gebruik van bètablokkers die de bloed-hersenbarrière kunnen passeren. Hiertoe behoren onder andere metoprolol, carvedilol en nebivolol. Meestal zijn deze klachten van tijdelijke aard. Als nachtmerries blijven optreden, kunnen deze zogeheten lipofiele bètablokkers worden vervangen door een hydrofiele bètablokker zoals atenolol.

Calciumblokkers (en andere vaatverwijders). De meeste calciumantagonisten worden afgebroken via het CYP3A4-systeem in de lever. Gebruik van grapefruitsap, bepaalde antibiotica (claritromycine, erytromycine), antischimmelmedicatie (ketoconazol, itraconazol), cimetidine en hiv-proteaseremmers zoals ritonavir, kunnen de spiegels van verschillende calciumblokkers verhogen. Bij gelijktijdig gebruik van calciumblokkers met carbamazepine, rifampicine en fenytoïne kan vermindering van het bloeddrukverlagende effect optreden. Enkeloedeem wordt gezien bij 10-30% van de patiënten die een calciumblokker krijgen voorgeschreven. De oorzaak van het oedeem ligt in de vaatverwijdende werking van calciumblokkers. Daardoor treedt gemakkelijker vocht uit op plekken waar de zwaartekracht het grootst is, namelijk de enkels en onderbenen. Ook andere actieve vaatverwijders zoals doxazosine (Cardura®, alfablokker) geven om deze reden vaak enkeloedeem. Het risico op enkeloedeem is dosisafhankelijk (een hogere dosis geeft meer risico op oedeem) en afhankelijk van het soort calciumblokker (amlodipine geeft vaker enkeloedeem dan bijvoorbeeld barnidipine of lercanidipine). Enkeloedeem treedt minder vaak op als de medicatie 's avonds wordt ingenomen. Het risico op enkeloedeem is de helft lager bij het combineren van een calciumblokker met een ACE-remmer of ARB. Diuretica hebben voor de behandeling van dit soort oedeem doorgaans geen zin. Een zeldzamere bijwerking van calciumblokkers is het optreden van gingivahyperplasie (vergroting van het tandvlees). De oorzaak van deze bijwerking is onbekend. Het komt vaker voor bij patiënten met een slechte mondhygiëne. Na het staken van de calciumblokker treedt doorgaans binnen enkele weken herstel op.

Thiazidediuretica. Thiazidediuretica kunnen samen met SSRI's een ernstige hyponatriëmie geven. Deze interactie is vooral beschreven bij oudere vrouwen. Controle van het serumnatrium is hier aangewezen. Bij oudere patiënten kan het verstandig zijn de diuretica tijdelijk te staken bij intercurrente ziekten die gepaard gaan met een risico op uitdroging door braken of diarree, om stoornissen in de elektrolytenhuishouding te voorkomen.

Gelijktijdig gebruik van een thiazidediureticum en lithium verhoogt de lithiumspiegel. Deze dient dan ook twee weken na het starten van het diureticum gecontroleerd te worden.
Spierpijn en spierkrampen zijn bij lagere doses thiazide- (of lis)diuretica zeldzaam. Bij duursporters (langeafstandslopers, wielrenners) kunnen door grote hoeveelheden vochtverlies tijdens de inspanning ook bij lage doses diuretica spierkrampen optreden. In dergelijke gevallen kan, naast het verlagen van de dosis, worden overwogen het geneesmiddel op de dag van de inspanning te laten overslaan. Als de spierpijn of kramp bij diureticagebruik ook in rust optreedt, is dit een reden om het kaliumgehalte in het bloed te controleren. Dit is namelijk een van de klachten die kunnen duiden op een diureticagerelateerde hypokaliëmie.
Een andere bijwerking die samenhangt met het gebruik van diuretica is het optreden van erectiestoornissen. Dit effect lijkt grotendeels dosisonafhankelijk te zijn. Bij erectiestoornissen is het daarom verstandig de diuretica te stoppen en, indien nodig, te vervangen door een ander antihypertensivum.
Als wordt besloten om te starten met een diureticum, dient na twee weken het kalium gecontroleerd te worden. Ernstige hypokaliëmie (kalium < 3,0 mmol/l) is bij het gebruik van hydrochloorthiazide 12,5 tot 25 mg zeldzaam en noopt tot verder onderzoek naar een eventuele mineralocorticoïde hypertensie (zie hoofdstuk 1.4). In dat geval kan het thiazidediureticum beter vervangen worden door een ander antihypertensivum of worden gestaakt. Bij het ontstaan van een milde hypokaliëmie (kalium > 3,0 mmol/l) kan een kaliumsparend middel worden toegevoegd (bijvoorbeeld triamtereen 50 mg of amiloride 2,5 mg) of, als de bloeddruk nog niet op streefwaarde is, een ACE-remmer (of ARB, DRB).

4.4 Vervolgafspraken

4.4.1 ALGEMEEN

Na het starten van medicamenteuze of leefstijladviezen dienen duidelijke en regelmatige vervolgafspraken te worden gemaakt. Regelmatige controle van de patiënt zorgt voor het beter opvolgen van leefstijladviezen en het sneller behalen van de streefwaarde, voorkomt het voortijdig stoppen van de behandeling en geeft de mogelijkheid om snel een oplossing te bieden bij het optreden van bijwerkingen. De controlefrequentie is om de twee tot vier weken totdat de patiënt goed is ingesteld, daarna minder frequent tot minimaal eenmaal per zes maanden. Het doel van de regelmatige controles is een betere behandeling van de cardiovasculaire risicofactoren en daarmee het voorkómen van (nieuwe) HVZ. Tijdens een controleafspraak is het verstandig eerst eventueel opgetreden klachten of bijwerkingen te bespreken (inventarisatiefase). Daarna kan worden nagegaan in hoeverre het gelukt is om de gegeven leefstijladviezen op te volgen en de voorgeschreven medicatie op de gewenste tijdstippen in te nemen (evaluatiefase). Als de bloeddruk thuis is bijgehouden, kunnen de uitslagen aan de hand van het thuismeetverslag worden besproken (hoofdstuk 2). Daarnaast wordt ook altijd de bloeddruk op het spreekuur gemeten. Eventuele veranderingen in het gewicht worden geobjectiveerd. Laboratoriumonderzoek kan het beste vóór de controleafspraak worden verricht. Eventuele afwijkingen in de bloeduitslagen kunnen dan meteen worden besproken als onderdeel van eventuele veranderingen in de leefstijl of in de medicatie. Een opsomming van de onderwerpen die tijdens een controleafspraak aan bod moeten komen is samengevat in kader 4.10. Het zal niet verbazen dat het verstrekken van vervolgrecepten zonder gesprek en bloeddrukcontrole niet past bij goede hypertensiebegeleiding.

Kader 4.10 Checklist controleafspraak
Inventarisatie en evaluatie
- klachten en bijwerkingen;
- volgen van leefstijladviezen (bewegen, roken, alcohol, voeding);
- medicatietrouw;
- thuis gemeten bloeddrukwaarden;
- meet de bloeddruk, eventueel het gewicht;
- uitslagen van laboratoriumonderzoek.

Behandeling en vervolg
- adviezen ten aanzien van leefstijl;
- zelfcontrole bloeddruk;
- wijzingen in de medicatie;
- nieuwe afspraak (bloeddruk/labcontrole).

4.4.2 PATIËNTEN ZONDER HVZ OF DM2

Na het starten van medicamenteuze therapie wordt de eerste controleafspraak al na twee tot vier weken gemaakt. De meeste bijwerkingen treden op in de eerste dagen en weken na aanvang van de behandeling. Bovendien moet na het starten met een diureticum of ACE-remmer (ARB, renineblokker) na twee weken controle van kalium en creatinine plaatsvinden. Het is verstandig om niet te lang te wachten (max. 4-6 weken) met het uitbreiden of ophogen van de medicatie, totdat de streefwaarde is gehaald. Een verlaging van de bloeddruk leidt namelijk al meteen tot een minder hoog risico op beroertes en hartinfarcten. Het is meestal verstandig de patiënt zelf bij de instelling van de bloeddruk te betrekken door hem in de tussenliggende weken zelf de bloeddruk te laten controleren (hoofdstuk 2). Als de bloeddruk eenmaal goed lijkt ingesteld, kan worden volstaan met minder frequente controles. Afhankelijk van de comorbiditeit, zelfredzaamheid en de wensen van de patiënt is dit meestal één keer per drie tot zes maanden. Naast bloeddrukmeting en het eventueel uitbreiden van de medicatie dient bij de controles ook met regelmatige intervallen de medicatietrouw ter sprake te komen en ook, indien van toepassing, het volgen van leefstijladviezen (stoppen met roken, meer bewegen, afvallen). Een van de beste manieren om therapieontrouw te voorkomen is frequente controle, waarmee wordt aangegeven dat de behandeling van hypertensie serieus genomen wordt. Bij patiënten die diuretica of ACE-remmers gebruiken (of ARB's, DRB's) dienen ten minste eenmaal per jaar het kalium en creatinine te worden gecontroleerd, eventueel gecombineerd met bepaling van het nuchter glucose en een lipidenprofiel.

Als alleen leefstijladviezen gegeven worden, is het niet zinvol de bloeddruk met korte tussenpozen te controleren. Wel is het verstandig om regelmatig op de gegeven leefstijladviezen terug te komen. Als na verloop van tijd (enkele maanden tot een jaar) geen verbetering van de leefstijl wordt waargenomen, dient, afhankelijk van de hoogte van de bloeddruk en het cardiovasculaire risico, alsnog medicamenteuze behandeling te worden overwogen. Het is verstandig met de patiënt vooraf af te spreken op welke manier en voor hoe lang (3 maanden-1 jaar?) leefstijlaanpassingen geprobeerd zullen worden alvorens wordt overgegaan op medicamenteuze behandeling. Daarnaast dient te worden nagegaan of het cardiovasculaire risico is veranderd, bijvoorbeeld door het stoppen met roken, het ouder worden of door veranderde bloeddruk- en cholesterolwaarden.

4.4.3 PATIËNTEN MET HVZ OF DM2

Voor patiënten met HVZ of DM2 gelden vanwege het toegenomen cardiovasculaire risico strengere, doorgaans moeilijker te halen streefwaarden voor zowel de bloeddruk als het cholesterol. Daarnaast lopen deze patiënten vanwege hun onderliggende ziekte en medicatiegebruik een groter risico op complicaties en bijwerkingen. Afhankelijk van de instelling van bloeddruk en cholesterol, comorbiditeit, zelfredzaamheid en wensen van de patiënt is het gebruikelijk om patiënten met een hoog cardiovasculair risico minimaal eenmaal per drie tot zes maanden te controleren. Voor patiënten met DM2 worden de drie- tot zesmaandelijkse controles uitgevoerd zoals beschreven in de NHG-richtlijn *Diabetes mellitus type 2*.

4.5 Therapietrouw

Medicatie tegen hoge bloeddruk helpt alleen als deze ook blijvend wordt ingenomen. In Nederland houdt ongeveer 20% van de patiënten met hypertensie zich gedeeltelijk aan het medicatievoorschrift, terwijl nog eens 40% helemaal stopt met de bloeddrukverlagende therapie. Van die 40% stopt het merendeel in het eerste jaar. Minder dan de helft van de patiënten met hypertensie gebruikt dus de medicatie zoals die is voorgeschreven.

Naast medicatie is ook leefstijlgedrag van patiënten van invloed op hun bloeddruk. Diverse studies hebben aangetoond dat veel volwassenen niet voldoen aan de gestelde leefstijlnormen. Uit de Vitalumstudie (www.vitalum.nl), waarbij 50% van de deelnemers hypertensie had, bleek dat minder dan 20% van de deelnemers tussen de 45 en 70 jaar voldeed aan de norm voor fruit en groenten en dat 70% te veel (verzadigd) vet in het dieet had. Bij 34% was er sprake van voldoende lichamelijke activiteit. Andere studies geven aan dat ongeveer een derde van de Nederlandse bevolking in deze leeftijdsgroep rookt; 14% drinkt te veel. Slechts 5 tot 10% van de bevolking voldoet aan alle genoemde normen en eenzelfde deel voldoet aan geen enkele eerdergenoemde leefstijlnorm.

De praktijkondersteuner mag er dus van uit gaan dat er vrijwel altijd iets te veranderen valt aan leefstijl- en/of medicatiegedrag van een patiënt met hypertensie. Met andere woorden, er is *géén* reden om leefstijl- en medicatiegedrag *niet* met de patiënt te bespreken.

4.6 Begeleiding van patiënten gericht op gedragsverandering en -behoud

Het gezondheidsadviserings- en zelfmanagementmodel is een raamwerk dat dient als leidraad voor de praktijkondersteuner bij het ondersteunen van patiënten om de noodzaak van verandering te accepteren. Daarnaast biedt het een overzicht van aandachtspunten om patiënten te helpen gezond gedrag aan te leren. Het model ziet er als volgt uit:

Fase 1: Voorbereiding
- bewustwording;
- motiveren;
- besluitvorming.

Fase 2: Uitvoering van gedrag
- informatieverzameling;
- informatieverwerking en evaluatie;
- besluitvorming;
- uitvoering;
- zelfbeoordeling.

Fase 3: Nazorg
1 continuering van gedrag;
2 voorkomen van terugval.

Gezondheidsadvisering heeft betrekking op het proces dat plaatsvindt tussen hulpverlener en patiënt (fase 1 en 3). Zelfmanagement gaat over wat een patiënt thuis zou kunnen doen om het cardiovasculaire risico te beperken (fase 2).
De fasen van het gezondheidsadviserings- en zelfmanagementproces zijn kortweg:
1 het voorbereiden van de patiënt om een advies te accepteren en ernaar te willen handelen;
2 het in actie komen van de patiënt;

3 de nazorg ofwel het vervolgen van het contact met de patiënt om er zeker van te zijn dat deze de gedragsverandering vasthoudt.

Fase 1 De patiënt voorbereiden op het accepteren en uitvoeren van een advies
Voordat samen met de patiënt een behandelplan kan worden opgesteld, worden enkele voorbereidende stappen doorlopen.

Bewustwording. In deze fase is begeleiding door de praktijkondersteuner erop gericht dat de patiënt de noodzaak van gedragsverandering zal inzien en accepteren en het gedrag zal uitvoeren en volhouden. Succes in deze fase betekent dat de praktijkondersteuner met de patiënt samenwerkt en dus vaardigheden heeft om met de patiënt te praten op het begripsniveau en vanuit het perspectief van de patiënt. Een praktijkondersteuner moet er constant alert op zijn dat zij op diverse punten verschilt van de patiënt met betrekking tot diens (culturele) achtergrond, taalgebruik en opvattingen over oorzaken van ziekte en het nut van behandeling. Zo zien veel hulpverleners hun behandeling als de oplossing voor een probleem, terwijl patiënten deze vaak zien als een onderdeel van het probleem.
In de regel zal de praktijkondersteuner op basis van de informatie uit de anamnese onderwerpen voor gespreksvoering voorstellen. De praktijkondersteuner geeft dus zelf richting aan het gesprek. Daarnaast vraagt de praktijkondersteuner wat de patiënt wil bespreken. Dit laatste is net zo belangrijk. Samen bepalen ze de agenda voor het gesprek. Bij motiverende gespreksvoering gebruikt men hiervoor een A4tje (figuur 4.4) met daarop een aantal ballonnen waarin de praktijkondersteuner gedragingen heeft opgeschreven die te maken hebben met hoge bloeddruk. In de lege ballonnen kan de patiënt aangeven welke andere zaken hij van belang vindt in relatie tot hoge bloeddruk, bijvoorbeeld stress door hoge werkdruk.
In een eerste gesprek zal de praktijkondersteuner eerst willen nagaan of de patiënt zich bewust is van de relatie tussen hoge bloeddruk en bijvoorbeeld voeding of bewegen. Het is dus niet voldoende om te vertellen dat het eten van veel zout de bloeddruk verhoogt, zonder na te gaan of de patiënt het eens is met deze constatering. Vervolgens moet de patiënt weten *hoe* die relatie in elkaar zit. Er moet worden uitgelegd *wat* het eten van veel zout met het lichaam doet waardoor de bloeddruk omhoog gaat. Als patiënten niet te overtuigen zijn van de relatie tussen het ongezonde gedrag en het gezondheidsprobleem heeft het, op dat moment, geen zin om verder te gaan met adviseren

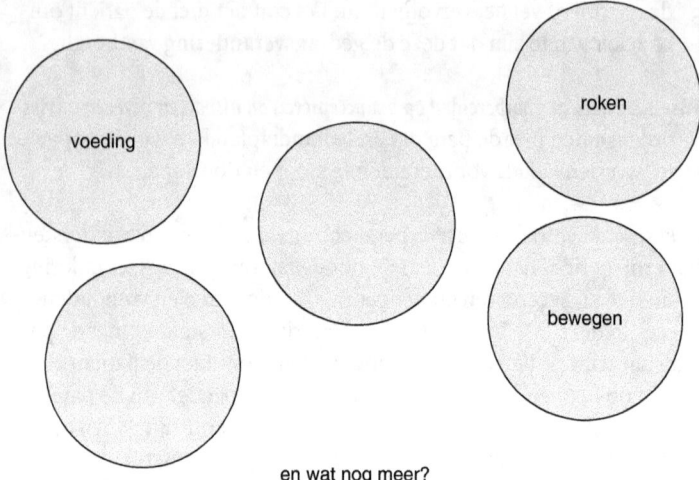

Figuur 4.4 *Bepalen van de gespreksagenda.*

rondom dit onderwerp. Soms leidt dat ertoe dat tijdelijk wordt gestopt met praten over dit onderwerp. Het kan ook voorkomen dat men na herhaalde pogingen *samen* besluit om een onderwerp van de agenda te schrappen. Deze laatste situatie proberen we uiteraard te voorkomen. Dit lukt beter wanneer de praktijkondersteuner een cliëntvriendelijke manier van advisering hanteert om bij de patiënt bewustwording tot stand te brengen.

Bij motiverende gespreksvoering wordt aanbevolen om *de patiënt te laten vertellen wat hij weet van de relatie tussen leefstijlgedragingen en de aandoening*. Vervolgens kunnen hiaten in kennis bij de patiënt worden aangevuld door deze te vragen of hij meer wil weten over dit aspect van de aandoening. Als de praktijkondersteuner pas informatie verstrekt na expliciet de interesse hiervoor bij de patiënt te hebben gepeild, blijkt dit minder belerend op de patiënt over te komen en nodigt dit meer uit om samen over het probleem na te denken. Misvattingen, bijvoorbeeld over bijwerkingen, of angst voor verandering, worden zo automatisch opgespoord en de opvattingen van de patiënt worden duidelijk.

Motivering. Tijdens de tweede stap wordt de patiënt gemotiveerd tot gedragsverandering. Daarbij worden de voor- en nadelen van gedragsverandering afgezet tegen het handhaven van de huidige situatie. Bij hypertensie is er sprake van verandering van diverse gedragingen. Mentale simulatie kan bijdragen aan het verkrijgen van een zo realistisch mogelijk idee welke opties tot bloeddrukverlaging het beste bij de patiënt passen. Door patiënten zich de gedragsverandering zelf te laten voorstellen – zowel de stappen die nodig zijn om het doel te bereiken (het proces) als het feitelijk bereiken van dit doel (een gezonde bloeddruk) – ontstaat de mogelijkheid om verschillende gedragingen, zoals zoutbeperking, in de verbeelding uit te proberen. Een patiënt krijgt dus de opdracht om zich voor te stellen hoe het is om een normale bloeddruk te hebben en welke gedragsverandering zou kunnen bijdragen aan het bereiken van dit doel.

Elke gedragsverandering kent zijn eigen voor- en nadelen. Een manier om deze te achterhalen is de patiënt te laten bedenken wat hij de goede en minder goede kanten vindt van veranderen, bijvoorbeeld stoppen met roken, en wat hij de goede en minder goede kanten vindt van het handhaven van de huidige situatie, bijvoorbeeld blijven roken. Deze informatie kan de praktijkondersteuner noteren en samenvatten, waarbij de voordelen van veranderen extra worden benadrukt. De verzamelde gegevens kunnen worden opgeschreven in een matrix (tabel 4.1) naar aanleiding van de vragen die in de vier kwadranten worden gesteld. De matrix kan ook worden meegegeven als huiswerkopdracht als de patiënt dat wil en dit ook zelfstandig kan. Van belang is vervolgens om te achterhalen hoe de voor- en nadelen uiteindelijk het opvolgen van een advies beïnvloeden.

Tabel 4.1 De voor- en nadelenmatrix.

verandering	geen verandering
voordelen	**kosten/nadelen**
Welke voordelen ziet u aan verandering?	*Welke bedenkingen hebt u bij het blijven zoals u bent?*
– Door meer bewegen krijg ik een betere conditie	– Ik zou erg ziek kunnen worden.
– Als mijn bloeddruk beter is, is dat gezonder.	
kosten/nadelen	**voordelen**
Welke bedenkingen heeft u bij veranderen?	*Welke redenen hebt u om te blijven zoals u bent?*
– Ik denk dat meer bewegen duur is.	– Roken helpt me te ontspannen.
– Medicijnen zijn schadelijk voor je lichaam.	

Zo is angst voor bijwerkingen een nadeel van veranderen dat bij medicatie steevast aan de orde komt. De patiënt heeft geen idee of bijwerkingen ernstig zijn of niet, en of ze erger kunnen worden of juist minder, tenzij de praktijkondersteuner dit uitlegt. Als de patiënt het idee heeft dat bijwerkingen een teken zijn dat er schade wordt toegebracht aan zijn lichaam, zal hij deze medicijnen na het lezen van de bijsluiter of het ervaren van een bijwerking staken.

Soms is er sprake van een hele lijst aan bijwerkingen. In zo'n geval kan de praktijkondersteuner vragen wat de patiënt in eerste instantie wil weten, bijvoorbeeld de belangrijkste bijwerkingen. Mocht het bespreken van bijwerkingen niet in één gesprek lukken, dan kan een extra afspraak worden gemaakt. Daarnaast kan de patiënt worden uitgenodigd om bij vermoeden van een bijwerking dit beslist met de praktijkondersteuner te bespreken. De patiënt voelt zich daardoor niet bezwaard om een vermoedelijke bijwerking van de medicatie in de toekomst te bespreken.

Een alternatieve techniek voor het achterhalen van voor- en nadelen is afkomstig uit de motiverende gespreksvoering. Bijvoorbeeld in een gesprek over meer bewegen kan aan een patiënt het volgende worden gevraagd: 'Kunt u aangeven hoe belangrijk meer bewegen voor u is? U mag uw antwoord in een cijfer uitdrukken; 1 is volstrekt onbelangrijk, 10 is heel belangrijk'. Wanneer de patiënt een score noemt, bijvoorbeeld 5, wordt gevraagd naar de reden(en) van deze 5 en waarom men geen ander cijfer heeft gegeven. De praktijkondersteuner verkent op deze wijze hoe belangrijk veranderen voor de patiënt is.

Regelmatig proberen hulpverleners mensen te motiveren door de nadruk te leggen op de negatieve gevolgen van niet veranderen. Onderzoek laat echter zien dat het bespreken van positieve uitkomsten van wel veranderen meer kans geeft op gedragsverandering en behoud van het gewenste gedrag. Een voorbeeld van zo'n positieve uitkomst is een verbeterde gezondheid, waardoor men langer in staat zal zijn eventueel hogere doelen te bereiken, zoals zelfstandig blijven wonen of langer kunnen genieten van de kleinkinderen. Ook op deze wijze komen dus voor- en nadelen van wel of niet veranderen aan de orde.

Van de praktijkondersteuner wordt verwacht dat deze goed kan luisteren naar wat de patiënt heeft verteld en dit ook kan samenvatten. Als de patiënt vervolgens laat weten tevreden te zijn met de samenvatting, is het eindresultaat een overzicht van elementen die pleiten vóór gedragsverandering (voordelen van veranderen, nadelen van niet veranderen) en eventuele barrières (voordelen van niet veranderen, nadelen van veranderen) die gedragsverandering in de weg zouden kunnen staan. Voor deze barrières kunnen vervolgens oplossingen worden bedacht.

De eerder genoemde mentale simulatieoefening kan ook hier weer worden toegepast. Aan patiënten wordt gevraagd zich voor te stellen welke stappen voor hen nodig zijn om het gezonde gedrag uit te voeren. De ene persoon ziet een nieuwe fiets kopen om mee naar het werk te gaan als manier om meer te bewegen. De ander ziet overgewicht als een factor die leidt tot verhoogde bloeddruk en bedenkt hoe hij kan afvallen (bijvoorbeeld afvallen onder begeleiding, meer bewegen, minder tussendoortjes, kleinere porties enz.). Een voordeel van deze techniek is dat mensen zich de situatie vaak zo levendig kunnen voorstellen, dat ze ook de bijbehorende emoties ervaren. Voelt een bepaalde oplossing – bijvoorbeeld afvallen – prettig of onprettig? Zo kan een hypertensiepatiënt bij het visualiseren van lichamelijke activiteit toenemende angst ervaren omdat hij blijkbaar negatieve gevolgen koppelt aan fysieke inspanning ('dan wordt mijn bloeddruk nog hoger', of 'ik moet mijn hart niet te zwaar belasten').

De eindvraag na het afwegen van de voor- en nadelen is ten slotte of men bereid is om te veranderen.

Besluitvorming. Nadat mensen een strategie hebben gekozen om hun hoge bloeddruk aan te pakken, is het van belang om te bedenken welke belemmeringen ze kunnen tegenkomen bij het uitvoeren van die strategie. Sommige belemmeringen zullen al benoemd zijn bij het opsommen van de nadelen van veranderen of tijdens de mentale simulatieoefening. Als er echter dieper wordt ingegaan op het daadwerkelijke veranderen, kunnen nog andere barrières opduiken waaraan men in eerste instantie niet had gedacht. Wanneer de patiënt al eerdere ervaringen heeft met het te veranderen gedrag, bijvoorbeeld afvallen, kan mentale simulatie wederom uitkomst bieden maar nu door te kijken naar het verleden. Hoe heeft de patiënt de gedragsverandering de vorige keer aangepakt? Wat ging er toen heel goed en wat verliep minder goed? Barrières kunnen bijvoorbeeld liggen op het terrein van emoties, ervaren gebrek aan wilskracht, of zich niet in staat voelen om te veranderen. Opnieuw kunnen patiënten proberen zich voor te stellen welke belemmeringen het uitvoeren van gedrag in de weg staan. Analoog aan de eerder beschreven puntenstrategie (1-10) uit de motiverende gespreksvoering, kan men een patiënt ook vragen hoe een belangrijkheidsscore van bijvoorbeeld 5 hoger zou kunnen worden. Zo wordt verkend hoe en hoeveel verandering zou kunnen passen in het leven van de patiënt en wat daarvoor nodig is. Door het vooraf onderkennen van belemmerende en gunstige situaties voor gedragsverandering, leren patiënten om zelf een oplossing te bedenken, ervaren ze dat vaak meerdere oplossingen mogelijk zijn (ze kunnen dus kiezen) en worden ze creatiever in het zelf bedenken van oplossingen. Als een patiënt dat wenst of waardeert, kan de hulpverlener op grond van zijn ervaring helpen bij het bedenken van barrières en stimulerende situaties voor gedragsverandering.

Belangrijk is dat hulpverlener en patiënt precies bepalen wat de gedragsverandering inhoudt. Doelen dienen niet te vaag of te vrijblijvend te worden geformuleerd. Om succes te hebben dient de patiënt zichzelf een doel te stellen dat Specifiek (concreet), Meetbaar (objectiveerbaar), Acceptabel en Realistisch (haalbaar) is en dat binnen een bepaalde Tijdsspanne kan worden uitgevoerd, gevolgd door een evaluatiemoment. Door deze zogenoemde SMART-aanpak kan de patiënt in voor hem acceptabele stappen een bepaald doel verwezenlijken. Zo kan een patiënt met hoge bloeddruk zich tot doel hebben gesteld om op gewicht te blijven (80 kg specifiek, meetbaar met weegschaal, haalbaar en uitdagend gezien de vele verleidingen van alledag). Bij medicatieonderzoek wordt doorgaans de grens van voldoende inname gelegd bij meer dan 80% van de voorgeschreven medicatie binnen een gedefinieerde tijdsperiode. Voor leefstijl gelden de eerder besproken Nederlandse normen. Bijvoorbeeld bij stoppen-met-rokenonderzoek wordt verondersteld dat er sprake is van therapietrouw (niet-rokenstatus) als men minimaal zes maanden niet meer heeft gerookt, gemeten vanaf een bepaalde begindatum. Dus bij deze definitie ligt het accent op volledige verandering en op de duur. In andere gevallen moet aan een minimum worden voldaan, zoals bij twee stuks fruit per dag, of juist aan een maximum per dag zoals bij alcohol- en zoutgebruik.

Als praktijkondersteuner en patiënt het eens zijn over wat er gaat gebeuren, zal een patiënt het uit te voeren gedrag ook moeten leren. Dat kan op verschillende manieren, bijvoorbeeld door het volgen van een cursus specifiek voor patiënten met hypertensie waarin een beoogd gedrag aan de orde komt, of door persoonlijke voorlichting van de praktijkondersteuner, al dan niet gecombineerd met voorlichtingsmaterialen zoals brochures en dvd's. De vraag is steeds welke opties er zijn en welke de patiënt het beste bij zich vindt passen. Bedenk dat leren en doen persoonlijke processen zijn. Patiënten leren en veranderen in hun eigen tempo. Strategieën om hen daarbij te helpen moeten dus aansluiten bij dit individuele proces. Hierna wordt een beeld geschetst van wat patiënten thuis zelfstandig kunnen doen, waardoor de praktijkondersteuner een idee krijgt van wat de patiënt daarvoor eerst allemaal moet leren doen.

Fase 2 Uitvoering van gedrag

Zelfmanagement bij patiënten met verhoogde bloeddruk zou kunnen bestaan uit het regelmatig meten van de bloeddruk omdat dit een generieke uitkomstmaat is. Patiënten kunnen zo zien dat medicatie gecombineerd met leefstijlveranderingen helpt om de bloeddruk te verlagen. Onderzoek laat zien dat het regelmatig meten van de bloeddruk is gerelateerd aan beter gedragsbehoud. Een dergelijke zelfmanagementbenadering lijkt echter in de dagelijkse praktijk nog niet gangbaar te zijn. Voor meer informatie over het thuismeten van de bloeddruk wordt verwezen naar hoofdstuk 2. Meten moeten patiënten leren. De praktijkondersteuner kan hen hierbij helpen.

Een patiënt is in staat tot zelfmanagement wanneer deze voldoende kennis heeft van hoge bloeddruk en hoe daarmee om te gaan, doelen heeft geformuleerd en de vaardigheden bezit om die doelen na te streven. Zelfmanagement door patiënten bestaat uit (a) informatieverzameling; (b) informatieverwerking en -evaluatie; (c) beslissing; (d) uitvoering (e) en zelfbeoordeling (zie figuur 4.4, fase 2). Het is voor de praktijkondersteuner belangrijk om deze stappen te kennen zodat ze de patiënten beter kan helpen bij het doorlopen van dit proces.

Informatieverzameling. Bij zelfmanagement verzamelen patiënten informatie over zichzelf. Dit heet ook wel zelfmonitoren, zelfobservatie of zelfregistratie. Episodisch of met regelmaat zelfmonitoren is een belangrijke gedragsondersteunende maatregel voor mensen met een chronische aandoening. Zelfobservatie is essentieel als we te weten willen komen of de doelen worden bereikt. Dergelijke feedback is cruciaal, willen patiënten gedrag kunnen volhouden. Feedback geeft ook inzicht in de aandoening en leidt tot het opsporen en bedenken van oplossingen voor tegenvallende resultaten of problemen. De patiënt wordt bewust gemaakt van zijn eigen bloeddruk en van het belang en het resultaat van zijn eigen handelen.

Bij het monitoren van gedrag gaat de voorkeur uit naar een objectieve maat. Wil iemand door vermindering van het zoutgebruik zijn bloeddruk verlagen, dan kan succes of falen worden geregistreerd door het met regelmaat thuis meten van de bloeddruk met een gevalideerde bloeddrukmeter. Bij sommige mensen (ongeveer 40%) is de bloeddruk meer zoutgevoelig dan bij andere. Dus zal zoutbeperking bij de ene patiënt meer de moeite waard zijn dan bij de andere. Naast het meten van de bloeddruk zijn ook andere maten relevant. Wil iemand met hoge bloeddruk afvallen, dan is de standaard hiervoor een weegschaal. Als iemand zijn medicatiegebruik wil monitoren, dan kunnen patiënt en praktijkondersteuner gedurende een vastgestelde periode ook recepten of pillen tellen. Wanneer patiënten gaan monitoren, moeten ze dus eerst weten wát ze moeten monitoren (bloeddruk, gewicht, voedingsproducten enz.) en vervolgens moeten ze verandering kunnen opmerken. Ook hoe ze de verschillen tussen het beoogde en waargenomen effect moeten interpreteren is daarna van belang. Ze moeten immers bedenken of de verandering de goede richting op gaat (bloeddruk wordt lager) en of ze eventueel moeten ingrijpen (gewicht neemt toe). Patiënten kunnen ertoe worden aangezet om bij geconstateerde verandering factoren aan te wijzen die hebben geleid tot die verandering (bijvoorbeeld verhoging van de bloeddruk door het steeds vergeten van de medicatie), gedragingen die het probleem kunnen oplossen of voorkomen (proberen regelmaat in de inname van medicatie te krijgen door dit te koppelen aan een vast moment) en om te beoordelen of dit helpt. Een hypertensiepatiënt die wil stoppen met roken, kan erachter komen dat het niet roken hem thuis minder gemakkelijk afgaat en bedenkt een activiteit die slecht samengaat met roken – bijvoorbeeld een rondje fietsen na de maaltijd – om moeilijke momenten te omzeilen.

Besluitvorming. De patiënt gaat na wat het doel is waarnaar hij streeft en beoordeelt de waarde die hij heeft geregistreerd. Op grond van de uitkomst besluit hij of actie nodig is of niet: 'Ik ben niet aangekomen in gewicht tijdens mijn vakantie, dus ik hoef niet in actie te komen'. Als er wel sprake is van een gewichtstoename, moet de patiënt zichzelf de opdracht geven om een plan van aanpak te starten dat ervoor zorgt dat die 'kilo's te veel' meteen worden aangepakt. Wanneer de patiënt voor dit soort situaties een scenario ('als...dan-plan') bij de hand heeft, is de kans groter dat hij ook echt in actie komt. De praktijkondersteuner kan dergelijke scenario's samen met de patiënt bedenken en zorgen dat ermee wordt geoefend en geëxperimenteerd. Hierdoor is de patiënt zelfredzaam wanneer een dergelijke situatie zich voordoet.

Uitvoering. Actie houdt in dat de patiënt iets onderneemt om een probleem op te lossen of te voorkomen. Hoe succesvol dit is, is afhankelijk van hoe goed een patiënt zichzelf kan instrueren om bepaald gedrag te initiëren, te sturen en vol te houden. Zoals besproken is het nuttig als de patiënt een duidelijk actieplan heeft. Een effectieve vorm van plannen zijn zogeheten implementatie-intenties, specifieke voornemens om een bepaald probleem op te lossen. 'Nadat ik maandag heb ontbeten, ga ik om 10.00 uur naar de sportschool' is bijvoorbeeld een implementatie-intentie van het doel 'Ik wil vijf dagen in de week bewegen'. Door een voornemen in gedachten te koppelen aan een specifiek tijdstip en een specifieke plaats ('als...dan'), wordt de persoon vanzelf herinnerd aan zijn voornemen als die gelegenheid zich vervolgens voordoet. Voor relatief eenvoudig gedrag zoals het eten van fruit valt dat wellicht nog wel mee (men kan gewoon een willekeurig moment kiezen). Maar voor gedrag dat betrekking heeft op het nalaten van iets (niet roken) of dat zich in vele contexten kan voordoen (ongezond eten), is het lastiger om plannen te maken die het 'waar, wanneer en hoe' specificeren. Niet alle situaties lenen zich immers even goed voor het veranderen van het eetpatroon. Recent onderzoek laat zien dat vooral persoonlijk relevante signalen zoals verveling of gezelligheid een goed aanknopingspunt bieden om een 'als...dan'-plan te maken. Bijvoorbeeld: 'als ik me verveel, (ga ik altijd eten en) vervang ik de ongezonde snack in het vervolg door een gezond tussendoortje'. Het spreekt voor zich dat patiënten het bedenken van dergelijke plannen meestal niet zelf doen maar er door de praktijkondersteuner toe moeten worden aangezet. Het is dus een onderdeel van het begeleidingsplan.

Zelfbeoordeling. De patiënt beoordeelt zelf het eindresultaat van zijn handelen. Is het resultaat bevredigend? Welke problemen ondervindt men? Welke factoren bedreigen gedragsbehoud en kan de patiënt zelf een oplossing bedenken of heeft hij hulp nodig? In deze fase leren patiënten ook een realistische kijk op hun hoge bloeddruk en handelen te ontwikkelen. Niet alles valt te controleren, niet alles is haalbaar, soms is iets extra's nodig dat ook kan bijdragen aan het verlagen van de bloeddruk. Pas wanneer de praktijkondersteuner al enige tijd aan het werk is met een patiënt die streeft naar een gezonde bloeddruk, zullen ze dus samen uitkomen op een set van gedragingen die bij die patiënt past.

Fase 3 De nazorg
In de follow-upfase zijn gedragsbijstelling, bevordering van behoud van het gewenste gedrag en terugvalpreventie van belang. Patiënten bekijken constant wat hun gedrag hen oplevert en wat ze ervoor moeten doen of laten. Is alles naar verwachting verlopen, dan zullen ze het nieuwe gedrag waarschijnlijk voortzetten. Succes dient door de hulpverlener ook mondeling te worden bekrachtigd. Dit wordt nog wel eens vergeten, terwijl het juist een van de belangrijkste bekrachtigers is van gedragsbehoud.
Omdat eerder geformuleerde doelen betrekking hebben op toekomstige en dus onzekere situaties, is een zekere frustratie hieraan inherent. Niet alles lukt meteen; het bespreken van tegenvallende resultaten is dan ook een normaal en cruciaal onderdeel van de nazorgfase.

Eerder werd gesteld dat patiënten de behandelingsvoorschriften voor hypertensie vaak onvoldoende opvolgen. Er is dan sprake van therapieontrouw. Het navragen *wanneer* en *hoe* patiënten hun medicatie innemen of bijvoorbeeld hun voedingsadvies uitvoeren, is dus een essentieel onderdeel van vervolgconsulten die worden gehouden door de praktijkondersteuner. Zelfs als patiënten bijvoorbeeld al een tijdje hun medicatie goed hebben ingenomen, is dit geen garantie dat ze dat zullen blijven doen. Het is dus noodzakelijk om het gedragsadvies te controleren en dit met enige regelmaat na te vragen (minimaal eens per jaar). Uit de praktijk is bekend dat hulpverleners vaak denken dat ze iets gecheckt hebben maar dat dit niet blijkt uit observaties van consulten. Noteren is 'zeker weten' dat het is gebeurd en dergelijke informatie hoort dus thuis in het patiëntendossier.
Om met een patiënt over therapieontrouw te kunnen praten, is het handig om te weten dat therapieontrouw in diverse variaties voorkomt. Ter verduidelijking noemen we hier zes variaties met medicatiegebruik als voorbeeld:
1 *behoud van het gedragsadvies* (vrijwel alle pillen worden blijvend en correct ingenomen);
2 *gedeeltelijk behoud van het gedragsadvies* (een patiënt neemt zijn medicatie niet elke dag in, maar meestal wel);

3 *overmatige toepassing van het gedragsadvies* (het totaal aan in te nemen pillen wordt overschreden);
4 *foutieve toepassing van het gedragsadvies* (een patiënt neemt zijn medicatie bijvoorbeeld op wisselende tijdstippen in);
5 *gedeeltelijke uitval in de toepassing van het gedragsadvies* (een patiënt neemt zijn medicatie een tijd lang wel in en dan weer eens een tijdje niet);
6 *uitval ofwel niet meer toepassen van het gedragsadvies* (een patiënt komt bijvoorbeeld geen herhalingsrecept meer halen).

Deze indeling is nuttig wanneer de praktijkondersteuner in het nazorgtraject zoekt naar oorzaken van uitblijvende resultaten bij het verlagen van de bloeddruk. De praktijkondersteuner kan zich dus afvragen met welke van deze situaties zij bij een patiënt te maken heeft. Elke bovengenoemde situatie vraagt namelijk om een andere aanpak of oplossing en geeft dus concreet richting aan het handelen van de praktijkondersteuner jegens de patiënt.

Een hulpverlener zal dus in elk vervolgconsult moeten nagaan welke veranderingen zich hebben voorgedaan in het leven van de patiënt en het opvolgen van adviezen en ook of de patiënt tevreden is met het behandelresultaat. Vaak komen patiënten daar niet uit zichzelf mee. Zeker niet als de resultaten tegenvallen. Men rekent zichzelf dit falen aan en schaamt zich voor het mindere resultaat. Het kan helpen om de patiënt te vertellen dat gedragsverandering, met als uiteindelijk doel gedragsbehoud, een proces is dat kan worden uitgesplitst in vier fasen die de ene patiënt sneller en de andere wat langzamer doorloopt.

1 *De eerste actie*, ofwel de eerste poging om het gewenste gedrag te vertonen. Bijvoorbeeld, in overleg met de praktijkondersteuner gaat een patiënt twee dagen in de week een half uur wandelen en heeft dit de afgelopen twee weken al gedaan. De patiënt heeft zijn initiële doel gehaald, maar voldoet nog niet aan de Nederlandse norm gezond bewegen. Hij is op weg. Samen met de praktijkondersteuner bepaalt de patiënt steeds nieuwe tussendoelen.
2 *Voortgezette of gecontinueerde actie*. Hier gaat het om verdere inspanningen om het nieuwe gedrag onder de knie te krijgen of verder uit te breiden. Nu wordt het belangrijker de motivatie vast te houden en dat gaat de ene persoon wat gemakkelijker af dan de andere. De kans dat de eerste minder prettige ervaringen en problemen (bij meer bewegen bijvoorbeeld spierpijn, regenachtig weer, te druk of

te moe) zich voordoen wordt groter. In deze fase leert de patiënt om te gaan met moeilijke situaties en terugval. Centraal in het contact met de patiënt staat dan ook het opsporen van hoogrisicosituaties, die per individuele patiënt kunnen verschillen. Risicosituaties kunnen op het intrapersoonlijke, interpersoonlijke, omgevings-, en fysiologische vlak liggen. Voor sommige patiënten die ervaren dat ze het toch erg moeilijk vinden (intrapersoonlijk) om in hun eentje te stoppen met roken, kan terugval in het oude gedrag worden gezien als een leermoment ('in mijn eentje stoppen lukt me niet') dat leidt tot een nieuwe oplossing, bijvoorbeeld stoppen-met-roken hervatten maar nu in een groepsprogramma. Het is ook mogelijk dat de patiënt probeert om mensen in zijn sociale omgeving te betrekken bij zijn stoppoging (interpersoonlijk).

Samen met de patiënt wordt bekeken hoe de determinanten of veroorzakers van een risicosituatie kunnen worden aangepakt. Hierbij wordt training in gedragsvaardigheden gecombineerd met cognitieve interventies. Een voorbeeld van een cognitieve interventie bestaat uit het herformuleren van misvattingen, bijvoorbeeld over het doel van de behandeling. Een patiënt die denkt dat zijn medicatie is bedoeld om zijn bloeddruk te 'repareren', zal de medicatie staken zodra een 'gezonde' bloeddrukwaarde wordt gemeten. Hier is dus hernieuwende uitleg over de aard van de aandoening, het doel van de behandeling en de werking van de medicatie op zijn plaats. Een andere cognitieve interventie is mensen voor te bereiden op terugval door ze te vertellen dat dit heel gewoon is en dus beslist niet gezien moet worden als falen of een gebrek aan wilskracht. Veranderen gaat immers met vallen en opstaan, het is een proces. Patiënten kunnen ontdekken dat ze meer of specifiekere vaardigheden nodig hebben of meer oefening in vaardigheden. Bijvoorbeeld leren nee zeggen tegen aangeboden hapjes of sigaretten, en leren ontspannen wanneer het volhouden moeilijk wordt en stress oplevert. Samen met de hulpverlener bedenken patiënten mogelijke risicoscenario's en bespreken hoe te reageren in zo'n situatie, zodat ze die beter denken aan te kunnen. Kortom, voorkomen van terugval is mogelijk als patiënten een plan hebben voor hoe ze zullen omgaan met terugval. Ze moeten risicosituaties vooraf proberen te herkennen en de invloed ervan reduceren door er vaardig mee om te gaan.

3 *Behoud* betekent moeite blijven doen om het nieuwe gedrag te blij-

ven uitvoeren. Patiënten hoeven hun energie nu wat minder te steken in het aanleren en het plannen van het nieuwe gedrag, want dat hebben ze onder de knie. In deze fase zullen patiënten evalueren wat het nieuwe gedrag heeft opgeleverd. Voelen ze zich fitter nu ze een tijdje het aanbevolen beweegpatroon hebben volgehouden? Hebben ze bijvoorbeeld meer lucht nu ze gestopt zijn met roken, is de bloeddruk lager? En weegt dit alles op tegen eventuele mindere aspecten van het nieuwe gedrag, zoals het zelf minder gezellig vinden als je niet meer kunt roken? Ook de omgeving begint het nieuwe gedrag normaal te vinden en daarmee wordt de kans groter dat verdere complimenten en positieve steun en feedback uitblijven. Dit zijn allemaal onderwerpen waar de praktijkondersteuner in een vervolggesprek naar kan vragen om in te schatten hoe de patiënt ervoor staat.

Terugkomen op een eerdere beslissing tot verandering komt veel voor. Het kan zijn dat men iets anders gaat ondernemen om het probleem op te lossen (vervanging) of dat men toch niet tevreden is met het resultaat (ontgoocheling). Vervanging treedt op wanneer een patiënt een 'betere' manier heeft gevonden om zijn klachten aan te pakken. Zo kan een patiënt besluiten om in plaats van plastabletten zijn eetgewoonten aan te passen om bloeddrukverlaging te bereiken, of andersom. Ontgoocheling betekent dat een patiënt niet tevreden is met het geboekte resultaat van de verandering. Plastabletten kunnen bijwerkingen hebben, zoals het huis niet meer uitdurven omdat men bang is voor 'ongelukjes' omdat de blaas extra geprikkeld wordt. Het kan zijn dat de verandering niet past bij de patiënt of dat het relatieve voordeel van de verandering niet opweegt tegen de moeite die het kost, of in onvoldoende mate. Dat gebeurt eerder wanneer de gedragsverandering uiteindelijk toch niet verenigbaar blijkt met de opvattingen of leefwijze van een persoon en minder voordelen oplevert dan verwacht. Ook de moeilijkheidsgraad van verandering kan tegenvallen. Inpassen van de gedragsverandering in het dagelijkse handelen is de stap binnen deze fase die volgt op het oordelen over de opbrengst van alle inspanning. Eerder is al aangegeven dat het volhouden van de therapie bij chronische patiënten behoorlijk afneemt na de eerste zes behandelmaanden. Daar moet de praktijkondersteuner alert op zijn. Terugvallen in het oude gedrag is tevens een indicatie voor het feit dat het nieuw aangeleerde gedrag nooit routine heeft kunnen worden. In deze fase gaat het uitmaken of een patiënt geparticipeerd heeft in de besluitvorming rondom gedragsverandering, maar ook in het proces waarin werd bepaald hoe de gedragsverandering zou gaan plaatsvinden. Het is daarom niet voor niets dat er zo gehamerd wordt op het patiëntenperspectief als uitgangspunt bij gedragsverandering.

4 *Gewoonte.* Nu is er sprake van automatische bestendiging van het gedragspatroon. In deze fase weten patiënten dat ze het gedrag kunnen uitvoeren en zijn ze ook niet meer zo bezig met de opbrengsten. Zo nemen volhouders van voldoende bewegen na een tijdje automatisch de trap in plaats van de lift zonder dat daar een heel afwegingsproces aan voorafgaat. De fase van routinevorming wordt tot slot gevolgd door een stap waarin de patiënt anderen de gedragsverandering aanbeveelt. Zo kan een hypertensiepatiënt een andere patiënt vertellen hoe geweldig stoppen met roken voor hem heeft uitgepakt.

Zie voor verdere informatie over motiverende gespreksvoering de literatuurlijst achterin dit boek.

4.7 Casuïstiek

Casus 4.1
Een 62-jarige vrouw is sinds 1997 bekend met hypertensie. De bloeddruk was de afgelopen jaren tussen de 150-160 mmHg systolisch en 70-80 mmHg diastolisch met een ARB (losartan 50 mg 1dd1 tab) en een bètablokker (atenolol 50 mg 1dd1 tab). Tijdens een vakantie begin 2005, op een camping in Frankrijk, kreeg de patiënte last van duizeligheid; bij zelfmeting had ze een bovendruk van 220 mmHg. Een uur later was de bloeddruk weer 142/68 mmHg. Patiënte komt nu voor bloeddrukcontrole op het spreekuur. Zij heeft nu geen klachten. Ze is niet bekend met HVZ en rookt niet. De BMI bedraagt 27,2. U meet een bloeddruk van 178/87 mmHg links en 172/85 mmHg rechts. De pols is gemiddeld 62 sl/min. Bij laboratoriumonderzoek wordt als afwijkende bevinding een licht verhoogd nuchter glucose gevonden van 6,5 mmol/l en een dyslipidemie met een totaal cholesterol van 7,3 mmol/l, een HDL van 0,9 mmol/l , triglyceriden 2,1 mmol/l en een LDL van 5,4 mmol/l.

Vraag 4.1 Wat is het cardiovasculaire risico van deze patiënte op grond van de op het spreekuur gemeten bloeddrukwaarden? Bereken zowel het sterfterisico als het risico om een hart- en vaatziekte te krijgen.

Vraag 4.2 Wat zou u doen ten aanzien van de bloeddruk? Wat ten aanzien van het cholesterol?

Na twee weken komt de patiënte bij je terug. Zij heeft op uw advies zelf de bloeddruk gemeten. Deze bedraagt gemiddeld 152/82 mmHg 's ochtends en 143/80 mmHg 's avonds. De pols is 60 sl/min.

Vraag 4.3 Wat is uw conclusie?

Casus 4.2
Een 45-jarige man komt op het spreekuur nadat hij in het ziekenhuis opgenomen is geweest wegens een acuut hartinfarct, waarvoor hij een PTCA onderging met stentplaatsing. Als risicofactoren heeft hij last van overgewicht, rookte hij tot de opname tien sigaretten per dag en is er een positieve familieanamnese voor HVZ. De bloeddruk bedraagt 150/85 mmHg als gemiddelde van twee metingen. De BMI is na het stoppen met roken gestegen naar 32 kg/m^2 (was 30 kg/m^2). Thuis heeft hij de afgelopen week een gemiddelde bloeddruk gemeten van 144/83 mmHg 's ochtends en 148/80 's avonds. Zijn cholesterol is 4,2 mmol/l met een statine, het HDL 1,1 mmol/l. Als medicatie gebruikt hij Ascal® 100 mg 1dd1 tab, clopidogrel 75 mg 1dd1 tab, simvastatine 40 mg 1dd1 tab en metoprolol ZOC 100 mg 1dd1 tab.

Vraag 4.4 Wat wilt u nog meer weten van deze patiënt?

De patiënt vertelt dat hij momenteel geen klachten heeft. Hij is nog wel snel vermoeid. Sinds zijn hartinfarct twee maanden geleden durft hij zich vanwege zijn hart niet meer goed in te spannen: hij doet het rustig aan. Hij heeft niet het gevoel dat hij sinds het stoppen met roken meer is gaan eten. Hij eet juist minder vet. Zijn medicatie neemt hij elke dag 's ochtends in, behalve de simvastatine, die hij 's avonds gebruikt.

Vraag 4.5 Wat zijn uw conclusies uit de informatie tot nu toe?

Vraag 4.6 Welke behandeling lijkt u aangewezen?

Kernpunten
- Voor patiënten zonder HVZ of DM2 is de beslissing om al dan niet te starten met bloeddrukverlagende behandeling afhankelijk van het geschatte cardiovasculaire risico en de hoogte van de systolische bloeddruk.
- Een gezonde leefstijl levert een belangrijke bijdrage aan zowel de preventie als de behandeling van hypertensie. Hiertoe behoren lichamelijke beweging en gezonde voeding.
- Bij alle patiënten met HVZ of DM2 worden leefstijladviezen gegeven en wordt geadviseerd te starten met antihypertensiva bij een systolische bloeddruk ≥ 140 mmHg.
- Vóór het starten met een geneesmiddel dient rekening te worden gehouden met: comorbiditeit, interacties met andere medicatie en eventueel eerder opgetreden bijwerkingen gerelateerd aan het gebruik van bloeddrukverlagende medicatie.
- Gezondheidsadvisering heeft betrekking op het proces dat plaatsvindt tussen hulpverlener en patiënt. Zelfmanagement gaat over wat een patiënt thuis zou kunnen doen om het cardiovasculaire risico te beperken.

5 Behandeling van specifieke groepen: casuïstiek

5.1 Hypertensie in de zwangerschap

Van hypertensie in de zwangerschap wordt gesproken als er bij herhaling (twee keer of meer) sprake is van een verhoogde bloeddruk (≥ 140/90 mmHg) vóór de tweede helft van de zwangerschap (< 20 weken). Het betreft meestal vrouwen die al hypertensie hadden voordat ze zwanger werden. Zwangerschapshypertensie wordt gedefinieerd als een bij herhaling vastgestelde verhoging van de bloeddruk in de tweede helft van de zwangerschap (20 weken of later) bij een vrouw die tevoren een normale bloeddruk had. De oorzaak van zwangerschapshypertensie is onbekend. De zwangerschap eist een aanzienlijke aanpassing van de bloedsomloop: het bloedvolume neemt met bijna de helft toe, terwijl tegelijkertijd de bloeddruk toch wat daalt. Bij pre-eclampsie, een ernstiger vorm van zwangerschapshypertensie, gebeurt dit niet. Het bloedvolume blijft kleiner dan wenselijk en de bloedvaten trekken samen, waardoor de bloeddruk stijgt. Bij pre-eclampsie is er naast een verhoogde bloeddruk sprake van eiwitverlies in de urine. Bij het ontstaan van pre-eclampsie spelen stoornissen in de aanleg en ontwikkeling van de placenta in het eerste trimester van de zwangerschap een rol. Vrouwen met hypertensie in de zwangerschap hebben een verhoogd risico om pre-eclampsie te krijgen. Bloeddrukverlagende behandeling voorkomt progressie naar ernstige hypertensie in de zwangerschap. Het is echter nog niet aangetoond of behandeling van lichtere vormen van hypertensie pre-eclampsie helpt voorkomen en de overleving van moeder en kind verbetert. Extra risico op pre-eclampsie hebben vrouwen in hun eerste zwangerschap, vrouwen ouder dan 40 en jonger dan 20 jaar, en vrouwen bij wie in de familie pre-eclampsie voorkomt.

Casus 5.1
Een 30-jarige vrouw bezoekt het spreekuur van de huisarts vanwege een zwangerschapswens. Zij heeft een blanco voorgeschiedenis behalve overgewicht (BMI 30) en is niet eerder zwanger geweest. In haar familie komt hypertensie voor bij haar vader. Zij rookt niet. U wordt gevraagd de bloeddruk te meten. Deze bedraagt bij herhaling gemiddeld 150/95 mmHg.

Vraag 5.1 Wat verandert er ten aanzien van het bloeddrukmeten tijdens de zwangerschap?

Vraag 5.2 Welke adviezen kunnen aan de patiënte worden gegeven om de bloeddruk te verlagen?

Vraag 5.3 Wanneer is bloeddrukverlagende medicatie aangewezen?

Vraag 5.4 Welke bloeddrukverlagende middelen zijn veilig tijdens de zwangerschap?

5.2 Een oudere patiënt met hypertensie

Bij het ouder worden neemt het risico op zowel hypertensie als hart- en vaatziekten toe. Boven de leeftijd van 50 jaar komt geïsoleerde systolische hypertensie, dus systolische hypertensie (> 140 mmHg) bij een normale diastolische bloeddruk (< 90 mmHg), steeds vaker voor. Geïsoleerde systolische hypertensie is een gevolg van het stijver worden van de vaten op oudere leeftijd. Uit eerder epidemiologisch onderzoek is gebleken dat systolische hypertensie geassocieerd is met een hoger risico op hart- en vaatziekten dan gecombineerde systolische-diastolische hypertensie. Behandeling van geïsoleerde systolische hypertensie bij ouderen is minstens even effectief in het voorkomen van hart- en vaatziekten als behandeling van gecombineerde systolische-diastolische hypertensie. Omdat het risico op sterfte door hart- en vaatziekten bij patiënten boven de 65 jaar op grond van de leeftijd altijd hoger is dan 5-10% in tien jaar (10-20% voor ziekte en sterfte samen), geldt dat patiënten boven de 65 jaar in principe altijd voor behandeling van hun hypertensie in aanmerking komen als de bloeddruk bij herhaling ≥ 140/90 mmHg bedraagt. Anderzijds hebben oudere patiënten vaker andere ziekten die de overleving beïnvloeden en is het risico op bijwerkingen groter, onder andere door interactie met andere – niet-bloeddrukverlagende – geneesmiddelen. Het nut van de behandeling van hypertensie dient daarom individueel te worden afgewogen, zoals ook is aangegeven in de multidisciplinaire richtlijn *Cardiovasculair risicomanagement*. Vanwege het hogere risico op bijwerkingen bij oudere patiënten, zoals orthostatische hypotensie en elektrolytstoornissen, is het raadzaam om bij deze groep extra aandacht te besteden aan het optreden hiervan en de bloeddruk zowel zittend als staand (na 1 en 3 minuten) te controleren bij klachten van orthostase. Als het verschil tussen de zittende en staande bloeddruk groter is dan 20 mmHg systolisch, spreekt men van orthostatische hypotensie. Vermindering van het aantal antihypertensiva, verlaging van de dosis of verandering van het tijdstip van medicatietoediening (bijvoorbeeld naar de avond) is in dat geval aangewezen. Als (ernstige) hypertensie en orthostatische klachten tegelijk bestaan, kan nadere evaluatie aangewezen zijn om stoornissen in de bloeddrukregulatie op te sporen, zoals dat bijvoorbeeld wordt gezien bij de ziekte van Parkinson.

Casus 5.2
Een 81-jarige vrouw bezoekt het spreekuur voor een vitamine B_{12}-injectie in het kader van een bloedarmoede door een vitamine B_{12}-tekort. U besluit haar bloeddruk te meten. Deze bedraagt 175/78 mmHg als gemiddelde van twee metingen. Behoudens haar bloedarmoede is patiënte verder gezond. Zij gebruikt behalve haar vitamine B_{12}-injecties paroxetine 20 mg 1dd1 tab, een selectieve serotonineheropnameremmer (SSRI) vanwege depressie, en af en toe paracetamol. Patiënte woont zelfstandig. Haar man is vier jaar geleden overleden. Na een aanvankelijk moeilijke periode gaat het de laatste jaren beter: zij heeft meer plezier in het leven en heeft veel contact met familie en vrienden. Bij lichamelijk onderzoek worden behoudens een ruis over de rechter halsslagader geen afwijkingen gevonden. Haar BMI is 28,4. Bij het aanvullend onderzoek bedraagt het kalium 3,9 mmol/l en het creatinine 68 μmol/l (beiden normaal). Het nuchtere glucose is 5,6 mmol/l. De urinedipstick laat een spoortje eiwit zien.

Vraag 5.5 *Welke acties onderneemt u ten aanzien van de bloeddruk?*

Vraag 5.6 *Is medicamenteuze behandeling van de bloeddruk bij deze oudere patiënt zinvol?*

Vraag 5.7 *Welke bloeddrukverlagende medicatie zou u voorschrijven?*

Vraag 5.8 *Hoe snel zou u de medicatie bij deze oudere patiënte uitbreiden als de bloeddruk onvoldoende gecontroleerd blijft?*

5.3 Een patiënt met diabetes mellitus en hypertensie

Meer dan 75% van de patiënten met DM2 heeft hypertensie en van de patiënten met diabetes mellitus overlijdt 75% aan een cardiovasculaire aandoening. De (strengere) streefwaarde voor de bloeddruk blijkt bij patiënten met diabetes mellitus moeilijker te halen dan bij patiënten zonder diabetes mellitus. Dit komt onder andere doordat hoge insulinespiegels (door eigen aanmaak of door insulinetherapie) leiden tot water- en zoutretentie zodat de bloeddruk hoger wordt en de effectiviteit van bloeddrukverlagende medicatie afneemt. Daarnaast kunnen bijkomende factoren zoals overgewicht, obstructief slaapapnoesyndroom en nierfunctiestoornissen een rol spelen. Naast leefstijladviezen zijn daarom meerdere antihypertensiva nodig om de gewenste strengere streefwaarde voor de bloeddruk te bereiken. Goede bloeddrukcontrole bij patiënten met diabetes mellitus helpt niet alleen cardiovasculaire ziekten voorkomen, maar vermindert ook het risico op visusklachten door diabetische retinopathie en nierfunctiestoornissen als diabetische nefropathie aanwezig is.

Casus 5.3
Een 56-jarige man met DM2, overgewicht en een geringe proteïnurie bezoekt het spreekuur voor een periodieke controle. Hij heeft geen nieuwe klachten. Zijn diabetes lijkt goed gereguleerd te zijn, met glucosewaarden tussen de 7 en 10 mmol/l. Als medicatie gebruikt hij inmiddels glimepiride 2 mg 1dd1 tab en metformine 1 gram 2dd1 voor zijn diabetes. Hiernaast heeft hij nog simvastatine 40 mg 1dd1 tab. Zijn lengte is 1,72 m en zijn

gewicht 90 kg. De bloeddruk op je spreekuur bedraagt 168/92 mmHg als gemiddelde van twee metingen. Bij aanvullend onderzoek is het serumcreatinine met 120 μmol/l te hoog. Het kalium is 4,2 mmol/l. In de urine is een dipstick op eiwit positief. Het lipidenspectrum is als volgt: totaal cholesterol 4,9 mmol/l, LDL 2,5 mmol/l, HDL 0,8 mmol/l, triglyceriden 3,5 mmol/l.

Vraag 5.9 Wat is de BMI van deze patiënt?

Vraag 5.10 Wat is het cardiovasculaire risico van deze patiënt?

Vraag 5.11 Wat is de geschatte creatinineklaring (GFR) bij deze patiënt? (gebruik hierbij de cockcroft-gaultformule* (zie verder) en bereken de MDRD met behulp van de website www.diabetes2.nl/diabetes2/diacalc/).

Vraag 5.12 Welke leefstijladviezen geeft u?

Vraag 5.13 Welke streefwaarde voor de bloeddruk houdt u aan?

Vraag 5.14 Welke bloeddrukverlagende behandeling start u?

Cockcroft-gaultformule en MDRD
Tussen beide berekeningen kan dus een – soms belangrijke – discrepantie zitten. Bedenk dat deze berekening van de nierfunctie een schatting is. Voor een nauwkeurige bepaling moet de klaring via 24-uurs urine of een isotopenonderzoek worden vastgesteld. Tegenwoordig wordt steeds vaker de MDRD-formule gebruikt. Deze zou juist bij patiënten met nierfunctiestoornissen een preciezere schatting geven van de werkelijke creatinineklaring. In de multidisciplinaire richtlijn *Cardiovasculair Risicomanagement 2006* wordt de creatinineklaring volgens de cockcroft-gaultformule gehanteerd. Via de website www.diabetes2.nl/diabetes2/diacalc/ kan de creatinineklaring zowel volgens Cockcroft-Gault als met de MDRD worden berekend.

Kernpunten

- Van hypertensie in de zwangerschap wordt gesproken als er bij herhaling (twee keer of meer) sprake is van een verhoogde bloeddruk ($\geq$ 140/90 mmHg) vóór de tweede helft van de zwangerschap (< 20 weken). Dat betreft meestal vrouwen die al hypertensie hadden voordat ze zwanger werden.
- Zwangerschapshypertensie wordt gedefinieerd als een bij herhaling vastgestelde verhoging van de bloeddruk in de tweede helft van de zwangerschap (20 weken of later) bij een vrouw die tevoren een normale bloeddruk had.
- Boven de leeftijd van 50 jaar komt geïsoleerde systolische hypertensie – als gevolg van het stijver worden van de vaten – steeds vaker voor.
- Vanwege het hogere risico op bijwerkingen bij oudere patiënten, zoals orthostatische hypotensie en elektrolytstoornissen, is het raadzaam om bij deze groep extra aandacht te besteden aan het optreden hiervan en de bloeddruk zowel zittend als staand (na 1 en 3 minuten) te controleren bij klachten van orthostase.
- De (strengere) streefwaarde voor de bloeddruk blijkt bij patiënten met diabetes mellitus moeilijker te halen, onder andere doordat hoge insulinespiegels leiden tot water- en zoutretentie, zodat de bloeddruk hoger wordt en de effectiviteit van bloeddrukverlagende medicatie afneemt.
- Goede bloeddrukcontrole bij patiënten met diabetes mellitus helpt niet alleen cardiovasculaire ziekten voorkomen, maar vermindert ook het risico op visusklachten door diabetische retinopathie en nierfunctiestoornissen als diabetische nefropathie aanwezig is.

6 De rol van de praktijkondersteuner

6.1 Algemeen

Het accent van de functie van een praktijkondersteuner ligt op medisch-inhoudelijke activiteiten die zich lenen voor taakdelegatie en protocollering. De praktijkondersteuner kan een grote rol vervullen bij de zorg op het gebied van cardiovasculair risicomanagement, waar hypertensie een onderdeel van is. Aan deze zorg zijn randvoorwaarden verbonden. Deze voorwaarden zijn vastgelegd in het document *Competentieprofiel en eindtermen Praktijkondersteuners* van de Landelijke Huisartsen Vereniging (LHV), zie kader 6.1.

Kader 6.1 Taakomschrijving van de praktijkondersteuner
De praktijkondersteuner:
- voert gedelegeerde taken uit;
- beschikt over basiskennis van anatomie, fysiologie en pathologie;
- beschikt over specifieke kennis op het gebied van hart- en vaatziekten;
- beschikt over kennis van niet direct medische zaken, zoals het Huisartsen Informatie Systeem (HIS), voorlichtingsaspecten en organisatorische vaardigheden;
- mag niet zelfstandig een diagnose stellen;
- mag niet zelfstandig medicatie voorschrijven;
- kan het eigen handelen evalueren in de praktijk;
- functioneert op hbo-niveau, werkt zelfstandig en is in staat om binnen het eigen vakgebied gecompliceerde vraagstukken en situaties op te lossen;

> - is in staat om ontwikkelingen op het eigen vakgebied bij te houden;
> - heeft als professional een eigen verantwoordelijkheid voor de uitgevoerde taken. De huisarts blijft eindverantwoordelijk.

6.1.1 PRAKTIJKORGANISATIE

Het Nederlands Huisartsen Genootschap (NHG) heeft in 2005 een standpunt vastgesteld met betrekking tot de zorg voor patiënten met een veelvoorkomende chronische aandoening. In dit standpunt staan randvoorwaarden voor een goede praktijkorganisatie. Belangrijke aandachtspunten hierbij zijn:
- De zorg in de huisartsenpraktijk wordt verleend door een basisteam bestaande uit huisarts, praktijkassistente en bij voorkeur een praktijkondersteuner.
- De huisarts blijft de regie houden over de verleende zorg.
- Er wordt gewerkt volgens actuele landelijke richtlijnen zoals NHG-standaarden en landelijke samenwerkingsafspraken.
- Naast aandacht voor medicamenteuze behandeling, spelen voorlichting, frequente begeleiding en controle ook een wezenlijke rol. Voor een goede uitvoering hiervan is de inzet van een praktijkondersteuner wenselijk, die geprotocolleerde zorg verleent.
- Er moeten goede afstemmings- en werkafspraken zijn met de tweede lijn.
- Er moet adequate verslaglegging plaatsvinden in het elektronisch medisch dossier.

Als de praktijkondersteuner in de praktijk een spreekuur opstart, of als een nieuwe doelgroep moet worden opgeroepen, is het belangrijk om goede voorbereidingen te treffen. Onderstaand stappenplan, afkomstig uit de NHG-Praktijkhandleiding Diabetes Mellitus type 2 (2002), kan daarbij helpen. Dit stappenplan kan gebruikt worden voor het oproepen van een groep patiënten met HVZ of van patiënten die in aanmerking komen voor het opstellen van een cardiovasculair risicoprofiel.

Selecteren: Patiënten die in het verleden een HVZ hebben gehad of op grond van hun leeftijd voor het opstellen van een cardiovasculair risicoprofiel in aanmerking komen kunnen in het huisartseninformatiesysteem (HIS) worden geselecteerd via ruiters, ICPC-codes of het gebruik van medicatie. Het is ook mogelijk om de apotheek een lijst te vragen met bijvoorbeeld alle patiënten uit de praktijk die bepaalde groepen medicatie gebruiken.

Registreren: Hierbij wordt in het dossier bekeken of de geselecteerde groep klopt. Hebben sommige patiënten nog geen ruiter of juiste ICPC-code?

Controleren: Is het bestand actueel? Welke patiënten staan onder controle van een specialist en hoeven niet te worden opgeroepen? Het is aan te raden om de lijst met geselecteerde patiënten voor te leggen aan de huisarts.

Organiseren: Om patiënten te kunnen zien dient eerst nagedacht te worden over de organisatie in de praktijk. Een aantal vragen dat dan aan de orde moet komen is:
- Hoeveel tijd vergen de controles in de praktijk? Is er voldoende tijd voor het spreekuur?
- Is er een spreekkamer beschikbaar met de benodigde materialen?
- Wat is de rol van de praktijkondersteuner/huisarts/doktersassistente?
- Zijn er voldoende kennis en vaardigheden voor de uitvoering van het spreekuur?
- Wanneer zijn er overlegmomenten met de huisarts? Moet met elke huisarts worden overlegd of is er één aanspreekpunt?
- Volgens welk protocol en werkafspraken wordt er gewerkt?
- Met welk voorlichtingsmateriaal wordt er gewerkt?

Opsporen/oproepen: Hoe worden de patiënten opgeroepen? Een aantal mogelijkheden: per brief, telefonisch. Worden ze allemaal tegelijk opgeroepen, of wordt dit in etappes gedaan? Of wordt er een melding gemaakt dat het onderwerp bij een volgend contact ter sprake moet worden gebracht?

Informeren: Patiënten moeten geïnformeerd worden over de nieuwe structuur en gang van zaken in de praktijk. Dit kan schriftelijk, bijvoorbeeld in een uitnodigingsbrief of tijdens controleconsulten. Zo moet het bijvoorbeeld voor de patiënten duidelijk zijn dat de praktijkondersteuner regelmatig overleg heeft met de huisarts en dat een consult bij de huisarts mogelijk blijft.

Uitvoeren: De uitvoering van het spreekuur kan beginnen. Het is goed om na verloop van tijd deze uitvoering te evalueren.

Administreren: Het is belangrijk om gestructureerd te werken en controles duidelijk vast te leggen.

Herhalen: Als patiënten na drie maanden moeten terugkomen, is het verstandig om direct een vervolgafspraak te maken. In sommige praktijken wordt gewerkt met een apart afsprakensysteem of wordt de patiënt voor een jaarcontrole opgeroepen in de geboortemaand van de patiënt.

Bijhouden: Er kunnen nieuwe patiënten bijkomen die in aanmerking komen voor het spreekuur, of er zijn mensen die niet meer op controle komen. Daarom is het na verloop van tijd (bijv. eenmaal per jaar) goed om na te gaan of de groep uit het patiëntenbestand nog klopt.

6.1.2 KENNIS EN VAARDIGHEDEN

De praktijkondersteuner moet over voldoende vaardigheden beschikken om de functie goed te kunnen uitvoeren. In het document *Competentieprofiel en eindtermen Praktijkondersteuner* van de LHV worden de algemene competentiegebieden genoemd: Vakinhoudelijk handelen, communicatie met de patiënt, samenwerken, organiseren, maatschappelijk handelen, wetenschap en onderwijs en professionaliteit. Bij het begeleiden van patiënten met hypertensie of met een verhoogd cardiovasculair risicoprofiel zijn de volgende specifieke kennis en vaardigheden nodig.

Kennis over:
- de definitie van hypertensie;
- hoe de diagnose hypertensie wordt gesteld;
- hypertensie als risicofactor op zich en kennis van clustering met meerdere risicofactoren;

- aspecten van preventie, betekenis van begrippen in de primaire en secundaire preventie;
- parameters van beloop van HVZ en de interpretatie ervan;
- HVZ, zoals angina pectoris, hartinfarct, TIA, CVA, perifeer arterieel vaatlijden en hartfalen;
- risicofactoren voor HVZ zoals roken, hypertensie, verhoogd cholesterolgehalte, microalbuminurie, diabetes mellitus, overgewicht, bewegingsarmoede, alcoholgebruik, ongezonde voeding;
- de wijze waarop de verschillende risicofactoren elkaar beïnvloeden;
- welke risicofactoren van belang zijn om een inschatting te maken;
- de actuele richtlijnen betreffende cardiovasculair risicomanagement;
- kennis over indicatie, bijwerkingen en interacties en doseringen van medicatiegroepen die bij cardiovasculair risicomanagement kunnen voorkomen;
- fasen van gedragsverandering.

Vaardigheden:
- beheersen van gesprekstechnieken en consultvaardigheden;
- kunnen inventariseren van klachten, leefstijlfactoren en gedrag in relatie met hypertensie;
- kunnen geven van voorlichting over hypertensie;
- meten van de bloeddruk volgens de standaardmeting, pols voelen, lengte en gewicht bepalen, BMI-index, buikomvang;
- interpreteren van laboratoriumonderzoek;
- tijdens consultvoering alert zijn op signalen van verslechtering op het gebied van HVZ zoals pijn op de borst, aanwijzingen voor bijvoorbeeld een TIA of hartfalen; hier adequaat op kunnen reageren en overleg voeren met de huisarts;
- interpreteren van en werken met risicotabellen;
- kunnen communiceren over de risicoschatting;
- kunnen maken van een plan van aanpak van de risicofactoren in samenspraak met de patiënt; bijvoorbeeld advies bij stoppen met roken, globale advisering over voeding enzovoort;
- kunnen vaststellen van de fase van gedragsverandering waarin de patiënt zich bevindt voor het opvolgen van adviezen;
- een voorstel kunnen doen, volgens een tevoren vastgesteld protocol, voor het starten van medicatie of het ophogen hiervan, in overleg met de huisarts.

6.1.3 PROTOCOLLAIR WERKEN

Leg de werkzaamheden van de praktijkondersteuner vast in een protocol. Een protocol kan duidelijk weergeven hoe de werkwijze van de praktijkondersteuner is, inclusief wanneer er overleg moet plaatsvinden met de huisarts en hoe er gehandeld moet worden inzake het medicatiebeleid. Daarnaast kan een protocol de kwaliteit van handelen ondersteunen. Een richtlijn zoals de NHG-standaard is voor de praktijk een goede basis om van uit te gaan, maar er zullen ook zaken op praktijkniveau uitgeschreven moeten worden. Een voorbeeld hiervan is het medicatie-stappenplan dat verderop in dit hoofdstuk wordt besproken.

Basisvoorwaarden bij het maken van een protocol zijn:
- gebruik landelijke actuele richtlijnen als basis voor het protocol zoals NHG-standaarden of CBO-richtlijnen;
- betrek alle medewerkers in de huisartsenpraktijk bij het maken van een protocol. Dit vergroot de motivatie voor het uitvoeren van het protocol. Zorg voor eenheid in beleid;
- de werkzaamheden moeten nauwkeurig worden vastgelegd. Zo moet in een protocol voor hypertensie onder andere de standaarduitvoering van de bloeddrukmeting beschreven staan.

Er moet duidelijkheid zijn over:
- welke onderwerpen aan de orde moeten komen;
- de inhoud van de controle. Denk bijvoorbeeld aan: welke vragen moeten er worden gesteld? Welke adviezen worden er gegeven?;
- aan welke groepen patiënten zorg wordt verleend;
- in welke situaties overleg moet plaatsvinden met de arts;
- wanneer terugverwijzing naar de huisarts moet plaatsvinden.

Het is ook zaak om in de praktijk een ingevoerd protocol te evalueren om te kijken of het protocol werkbaar is, of dat er zaken bijgesteld moeten worden.

6.1.4 SAMENVATTING CARDIOVASCULAIR RISICOMANAGEMENT VOOR DE PRAKTIJKONDERSTEUNER

In de voorgaande hoofdstukken is er veel aandacht besteed aan de diagnostiek en behandeling van hypertensie. In dit hoofdstuk wordt een samenvatting gegeven van de belangrijkste praktische zaken waarmee de praktijkondersteuner te maken krijgt in de huisartsenpraktijk. Een bloeddrukmeting staat niet op zichzelf, maar is een onderdeel van het cardiovasculair risicomanagement. Cardiovasculair risicomanagement omvat de diagnostiek, behandeling en follow-up voor HVZ, inclusief leefstijladviezen en begeleiding, bij patiënten met een verhoogd risico op, of uitingen van HVZ.

6.2 Diagnostiek

Het is belangrijk om te weten waar de praktijkondersteuner de aandacht op moet vestigen. Er zijn twee belangrijke groepen patiënten te onderscheiden die in aanmerking kunnen komen voor een consult bij de praktijkondersteuner in het kader van cardiovasculair risicomanagement:
- patiënten zonder HVZ of DM2;
- patiënten met HVZ of DM2.

Om goed in beeld te krijgen waarom de patiënt komt, is het nodig om een anamnese af te nemen (hoofdstuk 3). Meet eerst op gestandaardiseerde wijze de bloeddruk, voer dan het anamnesegesprek. Vraag eerst hoe het gaat, of er misschien vragen, klachten of andere problemen zijn, zodat u daar tijdens het consult op kunt inspelen. Komt een patiënt voor het eerst op het spreekuur, dan is het zinvol om wat meer tijd te hebben dan de reguliere tien minuten. Twintig minuten volstaat.

Tijdens het eerste consult wordt het risicoprofiel opgesteld. In hoofdstuk 3 is al besproken hoe hierbij te werk wordt gegaan. Door een risicoprofiel op te stellen, krijgt de praktijkondersteuner inzicht in de voor HVZ relevante risicofactoren, eventuele vragen en klachten. Het is handig om tijdens het consult een overzicht met vragen of een invulformulier bij de hand te hebben, zodat geen zaken vergeten worden. Na het consult kunnen de relevante gegevens in het dossier van de patiënt worden ingevoerd. Sommige HIS-systemen werken met een standaard protocol of invulformulier, dat bij elke patiënt kan worden ingevuld. De ingevulde waarden worden dan vaak automatisch in het dossier van de patiënt weggeschreven.

6.3 Casuïstiek

Casus 6.1
Dhr. K, 66 jaar oud, komt op uw spreekuur. Hij had vorige week een afspraak gemaakt met de huisarts, omdat onlangs zijn broer op 58-jarige leeftijd een hartoperatie heeft ondergaan. Hij is hierdoor aan het denken gezet en vraagt zich af hoe hoog zijn bloeddruk en cholesterolgehalte zijn. De huisarts vertelt hem dat u, als praktijkondersteuner, meer over het risico op HVZ kunt vertellen. Hij geeft hem een labformulier mee en het advies om een afspraak te maken voor het opstellen van een risicoprofiel.
In het formulier in kader 6.2 zijn de gegevens van het risicoprofiel ingevuld.

Kader 6.2 Invulformulier eerste bezoek cardiovasculair risicomanagement
Datum: 30-09-2009
Geboortedatum: 03-11-1943
Naam: Dhr. K
Adres: Padvinderlaan 20

Reden van bezoek: belaste familieanamnese HVZ, hypertensie in de familie

Anamnese

Specifieke klachten: er zijn geen klachten
Roken: ja, 15-20 sigaretten/dag vanaf 20 jaar
Alcoholgebruik: acceptabel, minder dan twee consumpties per dag
Voeding: vet/koffie/gezonde voeding/drop/zoethoutthee
Voeding volgens richtlijnen besproken, probeert gezond te eten, drop: –, zoethoutthee: –

Lichaamsbeweging/Sport: tennis tweemaal in de week, verder dagelijks fietsen

Medicatie: geen

Hartproblemen: nee (infarct/angina pectoris/hartfalen)
Vaatproblemen: nee (claudicatio intermittens, arteriële vaatoperaties)
TIA/CVA: nee
Nieraandoeningen: nee
Eerdere bloeddrukmeting: nee

Zijn er familieleden (ouders, broers of zussen) met een doorgemaakt infarct, TIA, of CVA voor het 60e levensjaar?
Moeder voor 60e levensjaar een TIA, broer met 58 jaar een *coronary artery bypass grafting* (CABG; bypassoperatie).

Lichamelijk onderzoek

Bloeddrukmeting volgens standaardmeting
RR: 150/80 mmHg bdz
Pols: 75 sl/min reg
Lengte: 175 cm
Gewicht: 80 kg
BMI: 25,8 kg/m^2
Middelomtrek: 95 cm

Aanvullend onderzoek

Lab bekend: glucose nuchter: 5,6 mmol/l, totaal chol: 5,7 mmol/l, HDL 1,0 mmol/l, LDL 4,1 mmol/l, totaal cholesterol/HDL-ratio 5,7.

Urineonderzoek op eiwit (niet bepaald).
Kalium en creatinine: niet bepaald.

Aan de hand van bovenstaand formulier kan het risico op HVZ met de patiënt besproken worden. Hierbij is het belangrijk dat het beleid wordt vastgesteld in samenspraak met de patiënt. Er moet rekening worden gehouden met de hoogte van het risico op HVZ en de specifieke omstandigheden. De verantwoordelijkheid van de patiënt moet

bovendien erkend worden. Daarnaast is het van belang om een goed gemotiveerde keuze te maken, omdat het gewenste effect van de behandeling alleen bij langdurige therapietrouw haalbaar is.
Patiënten hebben behoefte aan getalsmatige uitspraken. Een uitspraak als: u hebt een iets verhoogd risico, kan door de patiënt verkeerd worden geïnterpreteerd. Duidelijkheid in risicocommunicatie is belangrijk. Hiervoor kan, naast de risicotabel in de richtlijn *Cardiovasculair risicomanagement*, een zogenoemd populatiediagram worden gebruikt, waarin het risico voor de patiënt zichtbaar wordt (zie ook www.kiesbeter.nl).

SAMENVATTING AANBEVELINGEN BIJ DE RISICOTABEL VAN DE RICHTLIJN CARDIOVASCULAIR RISICOMANAGEMENT

- Patiënten met een totaal cholesterolgehalte > 8 mmol/l of totaal cholesterol/HDL-ratio > 8, familiaire hypercholesterolemie, hypertriglyceridemie (> 5 mmol/l), verminderde glucosetolerantie, ernstige hypertensie (bloeddruk > 180/110 mmHg), specifieke aandoeningen, zoals nierziekten (GFR < 60 ml/min. of eiwitverlies > 1 gram/24uur), als oorzaak van verhoogde bloeddruk en patiënten met andere vormen van diabetes dan DM2 vallen buiten het bestek van de richtlijn *Cardiovasculair risicomanagement*.
- Bij patiënten met HVZ of DM2 is het niet de bedoeling dat de SCORE-risicotabel wordt gebruikt. Deze groep patiënten heeft een aanzienlijk groter risico op een cardiovasculaire aandoening dan patiënten zonder HVZ.
- Bij patiënten met een 10-jaarsrisico op sterfte door HVZ ≥ 10% wordt behandeling met antihypertensiva en/of statine geadviseerd, tenzij de systolische bloeddruk < 140 mmHg, respectievelijk het LDL < 2,5 mmol/l bedraagt.
- Ga uit van de actuele bloeddruk- en cholesterolwaarde, ook als de patiënt al medicamenteus behandeld wordt. De tabel kan daarnaast gebruikt worden om het effect van wijzigingen in het risicoprofiel (zoals het stoppen met roken) globaal in te schatten.
- Bij additionele risicofactoren moet de behandelgrens van het 10-jaars HVZ-sterfterisico al bij 5% liggen. Deze additionele factoren zijn: belaste familieanamnese voor HVZ, ongezond voedingspatroon, weinig lichamelijke activiteit, een BMI > 30 kg/m^2 of

middelomtrek > 102 cm bij mannen en > 88 cm bij vrouwen. Dit geldt ook bij aanwijzingen voor eindorgaanschade zoals: microalbuminurie, nierfunctiestoornissen of linkerventrikelhypertrofie.
- Sommige patiënten hebben op grond van de risicotabel een 10-jaars HVZ-sterfterisico van < 5%, maar komen bij een onveranderde leefstijl alsnog in aanmerking voor behandeling. Er kan dan worden besloten, in overleg met patiënt en huisarts, al op jongere leeftijd naast een leefstijladvies met medicamenteuze behandeling te starten. Dit kan bijvoorbeeld aan de orde zijn bij een sterk belaste familieanamnese of clustering van risicofactoren.
- Stoppen met roken heeft de voorkeur boven het direct starten met medicatie.

Casus 6.1 (vervolg)
U bespreekt met dhr. K. het risico op HVZ aan de hand van de NHG-risicotabel en maakt het vervolgens inzichtelijk met een populatiediagram van de risicometer.

U legt uit:
De kans dat u in de komende tien jaar aan een hart- of vaatziekte zult overlijden is 19%. Dit betekent dat er van de 100 rokende mannen van uw leeftijd, met een bloeddruk van RR 150/80 mmHg en een totaal cholesterol/HDL-verhouding van 5,7, er 19 in de komende tien jaar aan een hart- of vaatziekte zullen overlijden. Het betekent ook dat 81 personen niet zullen overlijden ten gevolge van HVZ.
We kunnen niet zeggen onder welke groep u zult vallen. Het risico zou hoger kunnen zijn dan 19%, aangezien HVZ bij u in de familie voorkomen. Het is moeilijk om precies te zeggen hoeveel hoger dit risico is.

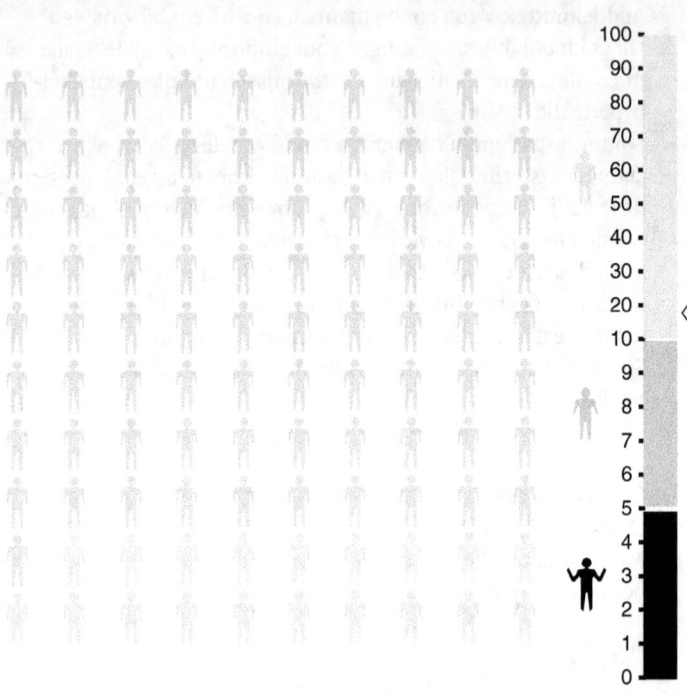

Figuur 6.1 Populatiediagram bij het risicoprofiel van dhr. K. (bron Kiesbeter.nl, keuzehulp risicometer).

Vraag 6.1 Welke risicofactoren zijn aanwezig bij dhr. K?

Vraag 6.2 Welk beleid zou u willen inzetten in deze situatie bij dhr. K.?

6.4 Behandeling

6.4.1 LEEFSTIJLADVIEZEN

De hoeksteen van de behandeling is bij hypertensie allereerst de niet-medicamenteuze behandeling (hoofdstuk 4). De praktijkondersteuner kan hiertoe bij patiënten de leefstijl in kaart brengen en adviseren om deze aan te passen.

Stoppen met roken: Men kan zelf in de praktijk stoppen-met-rokenconsulten aanbieden. Goede richtlijnen voor deze consultvoering zijn de richtlijn *Tabaksverslaving* uit 2004 en de NHG-standaard *Stoppen met roken*. De patiënt dient gemotiveerd te zijn om te stoppen met roken, dit zal dan ook regelmatig met de patiënt moeten worden besproken.

Beweegadvies: Bij het afnemen van het risicoprofiel wordt naar lichaamsbeweging gevraagd. De praktijkondersteuner kan patiënten adviseren om meer te gaan bewegen. Het advies luidt: vijf dagen per week dertig minuten een middelzware activiteit zoals fietsen, stevig wandelen, of tuinieren.

Gezonde voeding: Bespreek de voeding met patiënten; de volgende punten zijn daarbij van belang:

- *Zoutgebruik:* vermindering hiervan kan de bloeddruk verlagen. Geef voorbeelden van producten met veel zout, zoals kant- en klaarmaaltijden, sauzen en soepen, hartige snacks zoals kroket en frikadel.
- *Let op vet:* Leg uit dat vet, vooral verzadigd vet, het cholesterolgehalte kan doen stijgen en daardoor het risico op HVZ kan verhogen. Verzadigd vet komt vooral voor in roomboter, harde margarines, vet vlees en vleeswaren, vetrijke kaas en melkproducten, gebak en koekjes. Geef het advies om bij voorkeur tweemaal per week (vette) vis te eten. Vette vis is rijk aan onverzadigd vet, dat het cholesterolgehalte juist kan verlagen.
- *Gebruik van 200 gram groente en twee stuks fruit per dag:* Groente en fruit zijn rijk aan voedingsvezels en kunnen ook de bloeddruk verlagen.
- *Beperken van alcohol:* Bespreek het gebruik van alcohol. Uit onderzoek blijkt dat het beperken van alcoholgebruik het HDL-cholesterolgehalte verhoogt en daarmee het risico op HVZ verlaagt. Daarnaast is het risico op hypertensie groter bij consumptie van twee glazen alcohol of meer per dag bij vrouwen en drie of meer bij mannen.
- *Verwijs zonodig naar een diëtiste.*

Maak bij het geven van leefstijladviezen gebruik van duidelijk voorlichtingsmateriaal en zorg ervoor dat er betrouwbare informatie in staat. Voorbeelden van bruikbare voorlichtingsmaterialen zijn de NHG-patiëntenbrieven, de folders van de Hartstichting en stoppen-met-rokenfolders van Stivoro.

Bij het geven van leefstijladviezen is het eenmaal noemen en informatie meegeven niet toereikend. In kader 6.3 is een overzicht weergegeven van de aspecten die bij het bespreken van een leefstijladvies aan de orde moeten komen.

> **Kader 6.3 Aspecten van het geven van leefstijladvies**
> Bespreek met de patiënt:
> - of deze van plan is om de leefstijl aan te passen; vraag hierbij naar de motivatie en geef informatie over het belang van aanpassing van de leefstijl;
> - waarmee deze wil beginnen, als er meerdere aanpassingen in de leefstijl nodig zijn;
> - de voor- en nadelen van aanpassing;
> - eventuele factoren die aanpassen van de leefstijl in de weg staan;
> - welke doelen worden gesteld.
>
> Documenteer het gegeven advies en de doelen in het dossier en kom er in een volgend consult op terug.
> - Heeft de patiënt wat met de adviezen gedaan?
> - Was het advies gemakkelijk of moeilijk op te volgen?
> - Wat ging er mis?
> - Is er effect te bemerken?

Casus 6.2
Mevr. Z., 61 jaar oud, komt bij de praktijkondersteuner in verband met hypertensie. Haar bloeddruk is RR 160/90. Zij rookt al jaren 15-20 sigaretten per dag. Recent heeft ze dit verminderd tot 10-15 sigaretten per dag. Haar totaal cholesterol/HDL-ratio is 5. Er zijn geen andere risicofactoren. In de SCORE-risicotabel heeft ze een risico op HVZ van 7% in tien jaar. Er is geen indicatie voor medicamenteuze behandeling. Er zal aandacht moeten worden besteed aan de leefstijl. In een volgend consult vertelt mevrouw Z. dat ze graag wil stoppen met roken om een betere lichamelijke conditie te krijgen en dat ze haar kleinkinderen graag wil zien opgroeien. Maar ze ziet ook tegen

een stoppoging op in verband met een naderende vakantie. Ze is bang dat als ze nu stopt, ze een terugval in de vakantie zal krijgen en dan het stoppen met roken niet kan volhouden.

Vraag 6.3 Waaruit blijkt dat mevrouw Z. gemotiveerd is om te stoppen met roken?

Vraag 6.4 Zou u mevrouw Z. nu een stopadvies geven?

Vraag 6.5 Wat zou u verder nog met haar afspreken?

6.4.2 MEDICAMENTEUZE BEHANDELING

De praktijkondersteuner speelt ook een rol bij het instellen van de medicamenteuze behandeling. Geneesmiddelengroepen die kunnen voorkomen in de zorg rond hypertensie zijn onder andere antihypertensiva, trombocytenaggregatieremmers en cholesterolverlagers. Aangezien dit boek het onderwerp hypertensie behandelt, gaan we hier vooral in op het gebruik van antihypertensiva. Aan andere medicamenten wordt alleen waar nodig aandacht besteed.

De volgende uitgangspunten worden gehanteerd bij het instellen van medicatie:
- Bij het geven van medicamenten wordt onderscheid gemaakt tussen patiënten met HVZ, patiënten met DM2 en patiënten zonder HVZ/DM2.
- Bespreek met de huisarts wanneer er medicatie gestart of gewijzigd wordt.
- Laat de bloeddruk geleidelijk dalen; start of verhoog dus één medicament per keer. Vooral bij ouderen is dit belangrijk.
- Start de middelen in een lage dosering. Bij onvoldoende effect een ander middel toevoegen. Dit vermindert de kans op bijwerkingen.
- Streefwaarde van de bloeddruk is RR 140/90 mmHg of lager. Bij patiënten met HVZ, DM2 of een nierziekte is de streefwaarde < 130/80 mmHg.
- Draag zorg voor labcontroles.
- Vraag de patiënt naar bijwerkingen en check regelmatig de therapietrouw.

Medicamenteuze behandeling bij patiënten zonder HVZ en zonder DM2 (primaire preventie)

Patiënten zonder HVZ en/of DM2 die een systolische bloeddruk van 140 of meer en een sterfterisico van > 10% in tien jaar hebben volgens de risicotabel, moeten medicamenteus behandeld worden. Alle antihypertensiva verlagen als monotherapie de bloeddruk ongeveer even goed. Maak afspraken over welk medicatiebeleid u volgt in de praktijk. Leg het beleid protocollair vast. Wordt met meerdere huisartsen gewerkt, zorg dan voor eenheid in beleid. Maak gebruik van landelijk geldende richtlijnen, zoals de NHG-standaard en de CBO-richtlijn *Cardiovasculair risicomanagement*.

In de richtlijn *Cardiovasculair risicomanagement* worden thiazidediuretica en bètablokkers als eerstelijns therapie aanbevolen. Recente onderzoeken hebben echter laten zien dat bètablokkers bij ouderen minder effectief zijn in het voorkomen van HVZ dan ACE-remmers en calciumblokkers. In navolging van deze inzichten, het hogere risico op DM2 bij gebruik van een combinatie van thiazidediuretica en bètablokkers en het dalen in prijs van calciumblokkers en ACE-remmers, is er in deze leidraad voor gekozen om van de huidige richtlijn af te wijken (hoofdstuk 4). Mogelijk worden in de nabije toekomst de richtlijnen hierop aangepast. Hierbij gaat de voorkeur uit naar behandeling met een ACE-remmer bij patiënten jonger dan 55 jaar (bijv. lisinopril 1 dd 10 mg) en bij patiënten van 55 jaar of ouder naar een thiazidediureticum (bijv. hydrochloorthiazide 1 dd 12,5 mg) of calciumblokker (bijv. amlodipine 1 dd 5 mg). Een concreet stappenplan voor een op de praktijk toegespitst beleid bij patiënten met hypertensie maar zonder HVZ of DM2 kan er zo uitzien (zie figuur 6.2 en 6.3).

Bij het instellen van de medicatie is het belangrijk dat de bloeddruk regelmatig wordt gecontroleerd en dat de medicatie zo nodig wordt aangepast als de bloeddruk nog niet op streefwaarde is. Controleer de bloeddruk daarom twee- tot vierwekelijks totdat een goede instelling van de bloeddruk is bereikt. Breid de medicatie uit als na een tussenpoos van vier weken de bloeddruk de streefwaarde nog niet heeft bereikt. Mocht de systolische bloeddruk niet of nauwelijks dalen, bespreek dan de medicatie-inname met de patiënt en overleg met de huisarts.

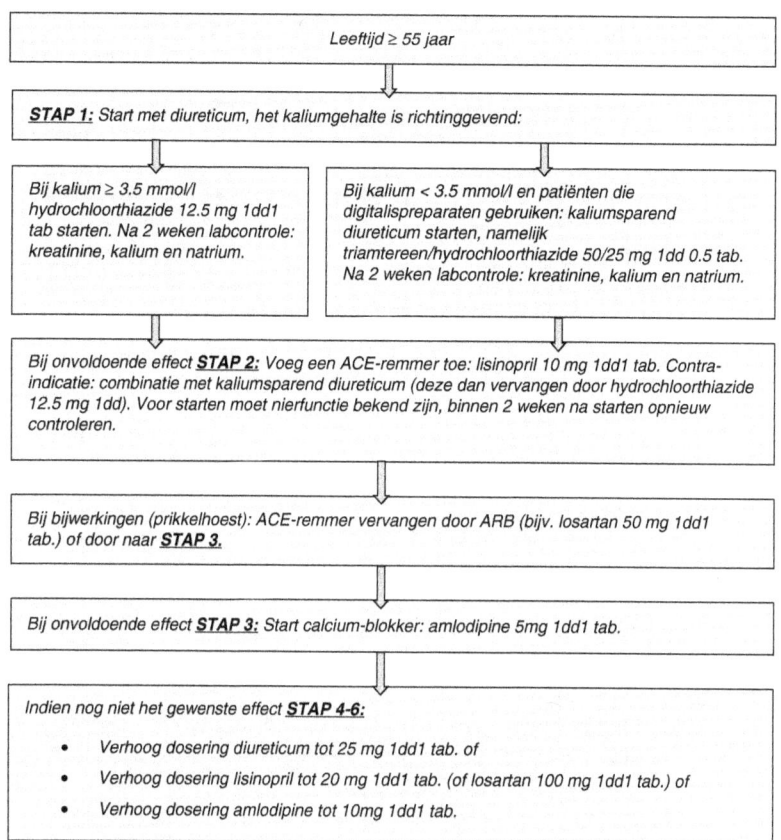

Figuur 6.2 Stappenplan voor beleid bij patiënten ≥ 55 jaar met hypertensie zonder HVZ of DM2.

Medicamenteuze behandeling bij patiënten met HVZ (secundaire preventie)
Naast het streven naar een goede bloeddrukregulatie bij patiënten met HVZ, zijn er bij deze groep nog andere aandachtspunten voor medicatie. De praktijkondersteuner moet hiervan op de hoogte zijn en moet het volgende nalopen:
- Gebruikt de patiënt acetylsalicylzuur? Of is er een indicatie voor orale antistolling, bijvoorbeeld bij boezemfibrilleren of structurele hartafwijkingen?

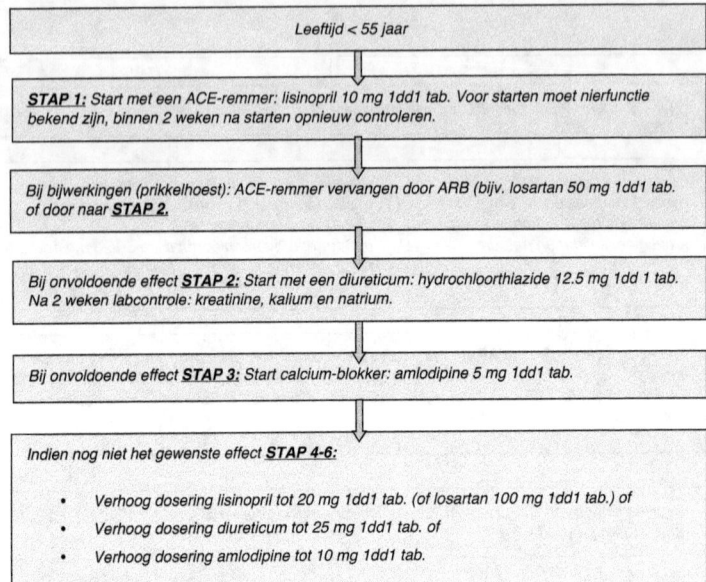

Figuur 6.3 Stappenplan voor beleid bij patiënten < 55 jaar met hypertensie zonder HVZ of DM2.

- Overleg met de huisarts of er ook een indicatie is voor dipyridamol naast acetylsalicylzuur bij patiënten met een doorgemaakt CVA of TIA indien dit niet reeds is gestart.
- De streefwaarde bij patiënten met doorgemaakte HVZ is lager: 130/80 mmHg.
- Bij een doorgemaakt myocardinfarct, angina pectoris, of hartfalen op basis van coronaire hartziekte is er, ongeacht de hoogte van de bloeddruk, een indicatie voor bètablokkers.
- Bij patiënten na coronaire revascularisatie (door percutane coronaire interventie of coronaire chirurgie), na een hartinfarct of hartfalen op basis van coronaire hartziekten wordt de prognose, ook bij een normale bloeddruk, verbeterd met ACE-remmers.
- Er wordt een cholesterolverlager (simvastatine 1 dd 40 mg of pravastatine 1 dd 40 mg) geadviseerd als het LDL-cholesterol hoger dan 2,5 mmol/l is. Bij patiënten met HVZ en een LDL < 2,5 mmol/l

kan een sterk verhoogd risico (bijvoorbeeld recidiverend hartinfarct, sterk belaste familieanamnese of clustering van risicofactoren) toch voldoende reden zijn om een statine te overwegen.

Medicamenteuze behandeling bij patiënten met DM2
- Alle patiënten met een systolische bloeddruk > 130 mmHg komen in aanmerking voor medicamenteuze behandeling.
- De volgorde van antihypertensiva is bij deze groep patiënten anders, ongeacht de aanwezigheid van microalbuminurie (kader 6.4).
- Behandeling met een cholesterolverlager tenzij er een laag risico is (mannen < 50 jaar en vrouwen < 55 jaar met een bloeddruk < 140 mmHg, die niet-roken, een gemiddeld HbA1c hebben van < 7,5% en geen aanwijzingen voor orgaanschade zoals microalbuminurie, proteïnurie of nierfunctiestoornissen).
- Adequate glucoseregulatie.

Kader 6.4 Antihypertensiva van voorkeur bij patiënten met DM2

stap 1:	ACE-remmer
stap 2:	calcium-antagonist
stap 3:	diureticum

Ook hier geldt: laag gedoseerd starten en bij onvoldoende effect een ander middel toevoegen.

6.4.3 VERVOLGAFSPRAKEN

Om de gegeven niet-medicamenteuze of medicamenteuze behandeling te vervolgen, moeten er duidelijke vervolgafspraken worden gemaakt.

Per patiënt wordt een controleschema opgesteld, afhankelijk van het risicoprofiel, (co)morbiditeit en persoonlijke wensen. In het algemeen kan het overzicht zoals weergegeven in kader 6.5 in de praktijk worden aangehouden.

Kader 6.5 Controlefrequentie vervolgafspraken
Patiënten met hypertensie, zonder HVZ of DM2, die niet medicamenteus behandeld worden:
- jaarlijkse controle van het risicoprofiel;
- evalueer het profiel en de adviezen van een jaar geleden.

Patiënten met hypertensie, zonder HVZ, DM2 of nierziekte, die wel medicamenteus behandeld worden:
- regelmatige controle, twee- tot vierwekelijks, tot een goede instelling bereikt is;
- bij goede instelling driemaandelijkse controle;
- indien de patiënt goed is ingesteld en de tensie een jaar lang stabiel blijft, is halfjaarlijkse of jaarlijkse controle voldoende;
- jaarlijkse bepaling van creatinine, kalium, GFR en albumine in de urine bij gebruik van diuretica en ACE-remmers.
- pogingen om de medicatie te staken of verminderen worden afgeraden;
- drie- tot vijfjaarlijkse controle van glucose en lipidenspectrum (bij een goede instelling van cholesterol is in principe controle van cholesterol niet meer nodig).

Patiënten met HVZ of DM2:
- driemaandelijkse controles, eenmaal per jaar bij de huisarts;
- jaarlijkse bepaling van creatinine, kalium, GFR en albumine in de urine bij gebruik van diuretica en ACE-remmers;
- pogingen om de medicatie te staken of verlagen worden afgeraden;
- bij diabetes mellitus: volg de NHG-standaard *Diabetes mellitus*.

Onderwerpen die tijdens vervolgcontroles naast het meten van de bloeddruk aan de orde moeten komen zijn:
- klachten;
- bijwerkingen;
- therapietrouw;
- indien van toepassing regelmatig stoppen met roken bespreken;
- controle van afwijkende risicofactoren.

6.4.4 OVERIGE ADVIEZEN VOOR DE PRAKTIJK

Naast de hiervoor besproken inhoudelijke adviezen, volgt hier nog een aantal concrete adviezen voor de praktijk voor wat betreft het overleg met de huisarts, het vervolgen van labuitslagen en de mogelijkheden voor thuismetingen.

Overleg met huisarts

Overleg met de huisarts is belangrijk. Zoals eerder in dit hoofdstuk aan de orde is gekomen, is het goed om hier in de praktijk afspraken over te maken. Er zijn verschillende mogelijkheden voor overleg. Aspecten om over na te denken zijn:
- Wanneer vindt het overleg plaats? Dagelijks of wekelijks?
- Vindt er met elke huisarts afzonderlijk overleg plaats of is er één aanspreekpunt?
- Wat zijn de mogelijkheden voor overleg tussendoor?
- Wat moet de praktijkondersteuner overleggen?

Situaties waarin overleg met de huisarts wenselijk is:
- bij vermoeden van secundaire hypertensie (jonger dan 35 jaar, sterk verhoogde bloeddruk die in korte tijd is ontstaan, laag kalium, hoog creatinine, meer dan een spoor eiwit in ochtendurine);
- bij een systolische bloeddruk > 200 mmHg of diastolisch > 120 mmHg is direct overleg met de huisarts noodzakelijk, daar dit kan passen bij maligne hypertensie;
- bij een bloeddruk > 180/110 mmHg overleg met de huisarts (hoeft niet direct te gebeuren);
- bij hartkloppingen, pijn op de borst, kortademigheid (bij inspanning), onregelmatige hartslag die er niet eerder was, veel bijwerkingen van de medicatie, toename van nachtelijk plassen, oedeem van de enkels;
- bij starten of wijzigen van medicamenteuze behandeling;
- bij afwijkende labuitslagen;
- bij overige twijfel, vragen of onduidelijkheden.

Vervolgen van labaanvragen

Regelmatig is er bloedonderzoek nodig. Allereerst bij het opstellen van het risicoprofiel, maar ook ter controle bij bepaalde medicatie en bij jaarlijkse controle. Afwijkende waarden zullen moeten worden besproken met de huisarts. Een aantal praktische punten voor het vervolgen van labuitslagen:

- Laat de patiënt vlak voor een volgende controle bloedprikken. Zo kunnen de uitslagen tijdens het volgende consult worden besproken. Mocht de volgende controle niet op korte termijn gepland staan en is er wel reden voor bloedonderzoek, laat de patiënt dan zelf bellen voor de uitslagen.
- Spreek niet af: geen bericht is goed bericht.
- Zorg ervoor dat er controle is van de labuitslagen en overleg over onduidelijke of afwijkende waarden.
- Een hulpmiddel voor het niet vergeten van jaarlijkse controles is: labcontrole in de maand dat de patiënt jarig is.
- Houd eventueel bij wie een formulier heeft meegekregen om bloed te prikken. Door dit bij te houden kunnen eventuele afwijkende waarden vóór het volgende consult al besproken zijn met de huisarts.

Glucose
- Vraag bij een een te hoge waarde, of de patiënt nuchter heeft geprikt.
- Als er sprake is van een nuchter glucose gehalte > 6.9 mmol/l, is er een vermoeden op DM. Laat de nuchtere glucose een aantal dagen later opnieuw bepalen. Volg voor verdere vaststelling en diagnose de NHG-standaard Diabetes Mellitus.

Cholesterolprofiel
- Vraag bij een te hoge waarde, of de patiënt nuchter heeft geprikt.
- Een sterk verhoogde cholesterolwaarde kan wijzen op onderliggende ziektebeelden, zoals nierfunctiestoornissen of familiaire hypercholesterolemie. Overleg met de huisarts of er aanvullend bloedonderzoek gedaan moet worden, waaronder TSH, ALAT en GGT ter uitsluiting van hypothyreoidie en leverfunctiestoornissen.
- Bij een totaal cholesterol > 8 mmol/l of totaal chol/hdl ratio > 8, wordt nadere diagnostiek aanbevolen, bijvoorbeeld naar familiaire vetstofwisselingen. Zie hiervoor ook het NHG standpunt: Diagnostiek en behandeling van familiaire hypercholesterolemie.

Kalium
- Bij een te hoge waarde: wordt er medicatie gebruikt die invloed kan hebben op het kaliumgehalte (zoals ACE-remmers)?

- Bij een te hoge waarde en geen gebruik van medicatie: kan er sprake zijn van een prikfout, is er teveel gestuwd tijdens de bloedafname? Laat het kalium dan nog eens bepalen.
- Bij een te lage waarde: denk aan het gebruik van diuretica. Deze kunnen invloed hebben. Overleg of de diuretica gestaakt of vervangen dient te worden.
- Bij een onbegrepen 'spontane' verlaging van het kalium (< 3,5 mmol/l) en hypertensie: denk aan het bestaan van mineralocorticoïde hypertensie.

(Micro-)albuminurie in urine
- Ga na of er een andere oorzaak kan zijn dan een nefrogene oorzaak, zoals ontregelde diabetes, manifest hartfalen, urineweginfectie of een koortsende ziekte? Is hier sprake van, herhaal de bepaling dan binnen enkele dagen of weken en zorg voor goede instelling en eventuele behandeling van de oorzaak.
Overleg bij macro-albuminurie met de huisarts. Dit is een indicatie voor verwijzing.

Kreatininegehalte en GFR
- Bij een verlaagde GFR: zijn er aanwijzingen voor nierziekten? Gebruikt de patiënt medicatie die mogelijk schadelijk is voor de nierfunctie of de nierfunctie kan verminderen?
- Patiënten van 65 jaar en ouder met een GFR < 30 ml/min/1,73m2: indicatie verwijzing, overleg met huisarts.
- Patienten jonger dan 65 met een GFR<45ml/min/1,73m2: indicatie verwijzing, overleg met huisarts.

Zie voor meer informatie over albuminurie en nierfunctie de Landelijke Transmurale Afspraak Chronische nierschade.

Thuis- en ambulante bloeddrukmeting
Zowel in de richtlijn *Cardiovasculair risicomanagement* als in de NHG-standaard staat weinig geschreven over het zelf meten van de bloeddruk. Thuismeten bevordert de compliantie en vermijdt over- en onderbehandeling. Voor een betrouwbare thuismeting dient de patiënt altijd goed geïnstrueerd te worden en te meten met een gevalideerd apparaat (zie www.dableducational.org). Vergelijk de meter met de (handmatige) bloeddrukmeter op de praktijk om te kijken of ze overeenkomen en of de meting goed wordt uitgevoerd. Bestaat er een discrepantie tussen de metingen op de praktijk en thuis, dan kan een

24 uurs bloeddrukmeting worden overwogen. Voor adviezen ten aanzien van het thuismeten van de bloeddruk en ambulante bloeddrukmeting wordt verwezen naar hoofdstuk 2.

6.4.5 JURIDISCHE ASPECTEN

De praktijkondersteuner heeft als professional op hbo-niveau een eigen verantwoordelijkheid en aansprakelijkheid voor de uitgevoerde delen van huisartsgeneeskundige zorg. Over deze onderwerpen wordt gesproken in de Wet op de beroepen in de individuele gezondheidszorg (de wet BIG). De wet BIG heeft als doelstelling om de kwaliteit van de beroepsuitoefening te bevorderen en te bewaken. Daarnaast is de wet bedoeld om patiënten te beschermen tegen ondeskundig en onzorgvuldig handelen van beroepsbeoefenaren. De wet behandelt onderwerpen zoals titelbescherming, registratie, de Bevoegdheidsregeling voorbehouden handelingen en tuchtrecht. Acht beroepen vallen onder de titelbescherming (artsen, tandartsen, verloskundigen, fysiotherapeuten, klinisch psychologen en psychotherapeuten). Een groot deel van de wet BIG gaat over de Bevoegdheidsregeling voorbehouden handelingen. Dit zijn geneeskundige handelingen die een groot risico met zich mee kunnen brengen als ze ondeskundig worden uitgevoerd. Een aantal voorbeelden hiervan zijn: katheterisaties en endoscopieën, chirurgische ingrepen, het geven van injecties, het verrichten van puncties en defibrillatie.

De wet biedt de mogelijkheid om praktijkondersteuners in te schakelen die de huisarts helpen bij het verlenen van zorg. Voorbehouden handelingen mogen worden uitgevoerd. Daarbij gelden de volgende voorwaarden:

- De praktijkondersteuner handelt in opdracht van de huisarts.
- Aanwijzingen van de huisarts moeten worden opgevolgd.
- De huisarts moet er zeker van zijn dat de praktijkondersteuner beschikt over de benodigde deskundigheid en vaardigheden.
- De praktijkondersteuner moet bekwaam zijn om de opdracht goed uit te voeren.

Casus 6.3
Praktijkondersteuner Mirjam werkt al een aantal jaren met veel plezier in een huisartsengroepspraktijk. Ze heeft als aandachtsgebieden cardiovasculair risicomanagement en astma/COPD-zorg. Diabetescontroles doet Mirjam niet, deze worden gedaan door de doktersassistentes. Tijdens het werkoverleg komt ter sprake dat de huisartsen het instellen van insuline bij diabetespatiënten graag willen delegeren, en wel aan Mirjam. Zij hoort de opdracht aan en denkt erover na: ze verricht nu geen diabeteszorg in de praktijk en het is ook al weer een tijd geleden dat ze scholing in dit onderwerp heeft gehad.

Vraag 6.6 Mogen de artsen in dit geval de opdracht delegeren?

Vraag 6.7 Is Mirjam bekwaam?

Vraag 6.8 Welke suggesties zouden kunnen worden gedaan?

Zoals al eerder in dit hoofdstuk werd besproken, zijn er randvoorwaarden opgesteld die luiden dat de praktijkondersteuner geprotocolleerde en gedelegeerde zorg verleent. Toch laat de praktijk anders zien. In een enquête onder 402 praktijkondersteuners kwam naar voren dat in 84% van de praktijken waar praktijkondersteuners werken, werd gebruikgemaakt van nieuwe diabetesgeneesmiddelen die (nog) niet in de standaard DM stonden en 33% van de praktijkondersteuners gaf aan zelfstandig recepten uit te schrijven waarbij de arts het recept niet meer zag of waarbij er geen controle door de arts plaatsvond. Waar houden de taken en verantwoordelijkheden van de praktijkondersteuner op? Mag de praktijkondersteuner recepten voorschrijven?

Hoewel het voorschrijven van geneesmiddelen ook een voorbehouden handeling is, gelden hierbij andere voorwaarden. Afspraken hierover zijn vastgelegd in een andere wet, de Geneesmiddelenwet. Hierin staat dat artsen het uitschrijven en ondertekenen van recepten niet mogen overdragen aan anderen. In de wet BIG is sinds 2006 een paragraaf opgenomen die zelfstandige voorschrijfbevoegdheid kan toekennen aan verpleegkundigen.

Voorwaarden daarbij zijn:
- dat de diagnose door een arts is gesteld en de verpleegkundige daarna pas handelt;
- dat geldende richtlijnen en protocollen worden opgevolgd.

Het is nu nog onduidelijk welke categorieën verpleegkundigen deze bevoegdheden krijgen. In de huidige situatie zijn praktijkondersteuners (en dus ook praktijkverpleegkundigen) niet bevoegd om recepten voor te schrijven.

De huisarts blijft eindverantwoordelijk voor de geleverde zorg. De praktijkondersteuner kan wel aansprakelijk worden gesteld als de opdracht onjuist wordt uitgevoerd terwijl wel aan alle voorwaarden is voldaan. Dit betekent dat de taken en verantwoordelijkheden van de praktijkondersteuner duidelijk afgebakend moeten worden. De praktijkondersteuner heeft volgens de wet BIG ook eigen verantwoordelijkheden. Als er voorwaarden ontbreken, zoals aanwijzingen, toezicht of overleg met de huisarts, zal de praktijkondersteuner de opdracht moeten weigeren.

Zorg daarom voor goede afspraken in de praktijk. De volgende punten kunnen hierbij helpen.

Stem de taak af op de bekwaamheid

Zorg ervoor dat de opleiding en ervaring van de praktijkondersteuner goed zijn afgestemd op de taken en verantwoordelijkheden. Is de praktijkondersteuner bekwaam? Dat wil zeggen: kan de huisarts zonder problemen taken overlaten aan de praktijkondersteuner? Krijgt de praktijkondersteuner een opdracht die buiten haar bekwaamheid valt, dan zal zij dit duidelijk moeten maken. Zo kan het bijvoorbeeld nodig zijn eerst nascholing te volgen om bepaalde kennis of vaardigheden weer op te frissen.

Maak goede afspraken over de taakverdeling

Maak duidelijke afspraken over de omvang van de taken en de grenzen van de verantwoordelijkheden van de praktijkondersteuner.

Regel raadpleging van de huisarts

Het moet duidelijk zijn wanneer de huisarts geraadpleegd moet worden, of wanneer naar de huisarts moet worden teruggverwezen.

Garandeer dossiervoering
Zorg dat u van elkaars activiteiten en bevindingen op de hoogte bent.

De huisarts houdt de regie
Het is belangrijk dat de huisarts overzicht heeft en de regie van het zorgproces behoudt.

Om over na te denken:
- Is het in de praktijk duidelijk welke taken en verantwoordelijkheden de praktijkondersteuner heeft en waar deze ophouden?
- Hoe is het voorschrijfbeleid in de praktijk geregeld?
- Zou er iets moeten veranderen in de praktijk ten aanzien van de gegeven informatie?

Kernpunten
- De praktijkondersteuner kan een grote rol vervullen bij de zorg op het gebied van cardiovasculair risicomanagement, zoals het begeleiden van patiënten met hypertensie en/of een verhoogd cardiovasculair risicoprofiel. Aan deze zorg zijn randvoorwaarden verbonden, die zijn vastgelegd in het document *Competentieprofiel en eindtermen Praktijkondersteuner* van de Landelijke Huisartsen Vereniging (LHV).
- Een goede voorbereiding voor het opstarten van een nieuw spreekuur of het oproepen van een nieuwe doelgroep is belangrijk.
- De werkzaamheden van de praktijkondersteuner worden bij voorkeur vastgelegd in een protocol; dit beschrijft de taken van de praktijkondersteuner, inclusief wanneer er overleg moet plaatsvinden met de huisarts en hoe er gehandeld moet worden inzake leefstijladviezen en het medicatiebeleid.
- Het is belangrijk dat de praktijkondersteuner over voldoende kennis en vaardigheden beschikt. Zorg voor actuele kennis op het gebied van hypertensie, risicofactoren, HVZ, medicatie, gedragsverandering, gesprekstechnieken en consultvaardigheden.

- De huisarts blijft eindverantwoordelijk voor de geleverde zorg. Maak daarom goede afspraken over de grenzen en verantwoordelijkheden van de praktijkondersteuner. De praktijkondersteuner kan wel aansprakelijk worden gesteld als de opdracht onjuist wordt uitgevoerd terwijl wel aan alle voorwaarden is voldaan.

Literatuur

Hoofdstuk 1

Benetos A, Thomas F, Safar ME, et al. Should diastolic and systolic blood pressure be considered for cardiovascular risk evaluation: a study in middle-aged men and women. J Am Coll Cardiol. 2001;37:163-8.

Born BJ van den, Koopmans RP, Groeneveld JO, et al. Ethnic disparities in the incidence, presentation and complications of malignant hypertension. J Hypertens. 2006;24:2299-304.

Forette F, Seux ML, Staessen JA, et al. Prevention of dementia in randomised double-blind placebo-controlled Systolic Hypertension in Europe (Syst-Eur) trial. Lancet. 1998;352:1347-51.

Jafar TH, Stark PC, Schmid CH, et al. Progression of chronic kidney disease: the role of blood pressure control, proteinuria, and angiotensin-converting enzyme inhibition: a patient-level meta-analysis. Ann Intern Med. 2003;139:244-52.

Jibrini MB, Molnar J, Arora RR. Prevention of atrial fibrillation by way of abrogation of the renin-angiotensin system: a systematic review and meta-analysis. Am J Ther. 2008;15:36-43.

Lewington S, Clarke R, Qizilbash N, et al. Age-specific relevance of usual blood pressure to vascular mortality: a meta-analysis of individual data for one million adults in 61 prospective studies. Lancet. 2002;360:1903-13.

Staessen JA, Wang JG, Thijs L. Cardiovascular protection and blood pressure reduction: a meta-analysis. Lancet. 2001;358:1305-15.

Hoofdstuk 2

Dolan E, Stanton A, Atkins N, et al. Determinants of white-coat hypertension. Blood Press Monit. 2004;9:307-9.

Hoeven NV van der, Born BJ van den, Cammenga M, et al. Poor adherence to home blood pressure measurement schedule. J Hypertens. 2009;27:275-279.

Lip GY, Zarifis J, Beevers M, et al. Ambulatory blood pressure monitoring in atrial fibrillation. Am J Cardiol. 1996;78:350-3.

Little P, Barnett J, Barnsley L, et al. Comparison of agreement between different measures of blood pressure in primary care and daytime ambulatory blood pressure. BMJ. 2002;325:254.

Polonia JJ, Gama GM, Silva JA, et al. Sequential follow-up clinic and ambulatory blood pressure evaluation in a low risk population of white-coat hypertensive patients and in normotensives. Blood Press Monit. 2005;10:57-64.

Staessen JA, Thijs L, Fagard R, et al. Predicting cardiovascular risk using conventional vs ambulatory blood pressure in older patients with systolic hypertension. Systolic Hypertension in Europe Trial Investigators. JAMA. 1999;282:539-46.

Stergiou GS, Karpettas N, Protogerou A, et al. Diagnostic accuracy of a home blood pressure monitor to detect atrial fibrillation. J Hum Hypertens. 2009;23:654-8.

Verberk WJ, Kroon AA, Kessels AG, et al. The optimal scheme of self blood pressure measurement as determined from ambulatory blood pressure recordings. J Hypertens. 2006;24:1541-8.

Verberk WJ, Kroon AA, Lenders JW, et al. Self-measurement of blood pressure at home reduces the need for antihypertensive drugs: a randomized, controlled trial. Hypertension. 2007;50:1019-25.

Hoofdstuk 3

Chasan-Taber L, Willett WC, Manson JE, et al. Prospective study of oral contraceptives and hypertension among women in the United States. Circulation. 1996;94:483-9.

Collins R, Peto R, MacMahon S, et al. Blood pressure, stroke, and coronary heart disease. Part 2, Short-term reductions in blood pressure: overview of randomised drug trials in their epidemiological context. Lancet. 1990;335:827-38.

Conroy RM, Pyorala K, Fitzgerald AP, et al. Estimation of ten-year risk of fatal cardiovascular disease in Europe: the SCORE project. Eur Heart J. 2003;24:987-1003.

Effects of treatment on morbidity in hypertension. II. Results in patients with diastolic blood pressure averaging 90 through 114 mm Hg. JAMA. 1970;213:1143-52.

Franco OH, Steyerberg EW, Hu FB, et al. Associations of diabetes mellitus with total life expectancy and life expectancy with and without cardiovascular disease. Arch Intern Med. 2007;167:1145-51.

Hays JT, Dale LC, Hurt RD, et al. Trends in smoking-related diseases. Why smoking cessation is still the best medicine. Postgrad Med. 1998;104:56-6, 71.

Koek HL, Leest LATM van, Verschuren WMM, et al. Hart- en vaatziekten in Nederland 2004, cijfers overleefstijl- en risicofactoren, ziekte en sterfte. Den Haag: Nederlandse Hartstichting; 2004.

Lee CD, Folsom AR, Pankow JS, et al. Cardiovascular events in diabetic and non-diabetic adults with or without history of myocardial infarction. Circulation. 2004;109:855-60.

Mancia G, Dominiczak A, Cifkova R, et al. 2007 ESH-ESC Practice Guidelines for the Management of Arterial Hypertension: ESH-ESC Task Force on the Management of Arterial Hypertension. J Hypertens. 2007;25:1751-62.
Multidisciplinaire Richtlijn Cardiovasculair Risicomanagement 2006. Alphen aan den Rijn: Van Zuiden Communications BV; 2006.
Wijk I van, Kappelle LJ, Gijn J van, et al. Long-term survival and vascular event risk after transient ischaemic attack or minor ischaemic stroke: a cohort study. Lancet. 2005;365:2098-104.

Hoofdstuk 4

Naslag
Gerards F, Borgers R. Health counseling, het adviesgesprek in de (para) medische en verpleegkundige zorg. Soest: Uitgeverij Nelissen; 2006.
Mesters I, Creer Th, Gerards F. Self-mangement and respiratory disorders, guiding patients from health counseling and self-management perspectives. In: Kaptein, A., Creer, Th. (Eds.). Respiratory disorders and behavioral medicine. London: Matin Dunitz. Ltd.; 2002.
Mesters I, Hoving C. Nazorg, adaptatie en gedragsbehoud. In: Lechner L, Mesters I, ,Bolman C. (red.). Gezondheidspsychologie, het patiëntenperspectief. Maastricht: Van Gorcum; 2010.
Miller WR. Motiverende gespreksvoering, een methode om mensen voor te bereiden op verandering. Gorinchem: Ekklesia; 2005.

Literatuur
Beckett NS, Peters R, Fletcher AE, et al. Treatment of hypertension in patients 80 years of age or older. N Engl J Med. 2008;358:1887-98.
Brewster LM, Montfrans GA van, Kleijnen J. Systematic review: antihypertensive drug therapy in black patients. Ann Intern Med. 2004;141:614-27.
Cicardi M, Zingale LC, Bergamaschini L, et al. Angioedema associated with angiotensin-converting enzyme inhibitor use: outcome after switching to a different treatment. Arch Intern Med. 2004;164:910-3.
Dahlof B, Sever PS, Poulter NR, et al. Prevention of cardiovascular events with an antihypertensive regimen of amlodipine adding perindopril as required versus atenolol adding bendroflumethiazide as required, in the Anglo-Scandinavian Cardiac Outcomes Trial-Blood Pressure Lowering Arm (ASCOT-BPLA): a multicentre randomised controlled trial. Lancet. 2005;366:895-906.
Effects of treatment on morbidity in hypertension. II. Results in patients with diastolic blood pressure averaging 90 through 114 mm Hg. JAMA. 1970;213:1143-52.
Fox KM. Efficacy of perindopril in reduction of cardiovascular events among patients with stable coronary artery disease: randomised, double-blind, placebo-controlled, multicentre trial (the EUROPA study). Lancet. 2003;362:782-8.

Hansson L, Zanchetti A, Carruthers SG, et al. Effects of intensive blood-pressure lowering and low-dose aspirin in patients with hypertension: principal results of the Hypertension Optimal Treatment (HOT) randomised trial. HOT Study Group. Lancet. 1998;351:1755-62.

Julius S, Kjeldsen SE, Weber M, et al. Outcomes in hypertensive patients at high cardiovascular risk treated with regimens based on valsartan or amlodipine: the VALUE randomised trial. Lancet. 2004;363:2022-31.

Lindholm LH, Carlberg B, Samuelsson O. Should beta blockers remain first choice in the treatment of primary hypertension? A meta-analysis. Lancet. 2005;366:1545-53.

Major cardiovascular events in hypertensive patients randomized to doxazosin vs chlorthalidone: the antihypertensive and lipid-lowering treatment to prevent heart attack trial (ALLHAT). ALLHAT Collaborative Research Group. JAMA. 2000;283:1967-75.

Major outcomes in high-risk hypertensive patients randomized to angiotensin-converting enzyme inhibitor or calcium channel blocker vs diuretic: The Antihypertensive and Lipid-Lowering Treatment to Prevent Heart Attack Trial (ALLHAT). JAMA. 2002;288:2981-97.

Maki DD, Ma JZ, Louis TA, et al. Long-term effects of antihypertensive agents on proteinuria and renal function. Arch Intern Med. 1995;155:1073-1080.

Manolis AJ, Grossman E, Jelakovic B, et al. Effects of losartan and candesartan monotherapy and losartan/hydrochlorothiazide combination therapy in patients with mild to moderate hypertension. Losartan Trial Investigators. Clin Ther. 2000;22:1186-203.

Shepherd J, Blauw GJ, Murphy MB, et al. Pravastatin in elderly individuals at risk of vascular disease (PROSPER): a randomised controlled trial. Lancet. 2002;360:1623-30.

Tight blood pressure control and risk of macrovascular and microvascular complications in type 2 diabetes: UKPDS 38. UK Prospective Diabetes Study Group. BMJ. 1998;317:703-13.

Turnbull F, Neal B, Ninomiya T, et al. Effects of different regimens to lower blood pressure on major cardiovascular events in older and younger adults: meta-analysis of randomised trials. BMJ. 2008;336:1121-3.

Verdecchia P, Reboldi G, Angeli F, et al. Angiotensin-converting enzyme inhibitors and calcium channel blockers for coronary heart disease and stroke prevention. Hypertension. 2005;46:386-92.

Hoofdstuk 5

Abalos E, Duley L, Steyn DW, et al. Antihypertensive drug therapy for mild to moderate hypertension during pregnancy. Cochrane Database Syst Rev. 2007;CD002252.

Beckett NS, Peters R, Fletcher AE, et al. Treatment of hypertension in patients 80 years of age or older. N Engl J Med. 2008;358:1887-98.

Blacher J, Staessen JA, Girerd X, et al. Pulse pressure not mean pressure determines cardiovascular risk in older hypertensive patients. Arch Intern Med. 2000;160:1085-9.

Dolan E, Stanton A, Atkins N, et al. Determinants of white-coat hypertension. Blood Press Monit. 2004;9:307-9.

Franklin SS, Gustin W, Wong ND, et al. Hemodynamic patterns of age-related changes in blood pressure. The Framingham Heart Study. Circulation. 1997;96:308-15.

Hansson L, Zanchetti A, Carruthers SG, et al. Effects of intensive blood-pressure lowering and low-dose aspirin in patients with hypertension: principal results of the Hypertension Optimal Treatment (HOT) randomised trial. HOT Study Group. Lancet. 1998;351:1755-62.

Jamerson K, Weber MA, Bakris GL, et al. Benazepril plus amlodipine or hydrochlorothiazide for hypertension in high-risk patients. N Engl J Med. 2008;359:2417-28.

Julius S, Kjeldsen SE, Weber M, et al. Outcomes in hypertensive patients at high cardiovascular risk treated with regimens based on valsartan or amlodipine: the VALUE randomised trial. Lancet. 2004;363:2022-31.

Koenen SV, Franx A, Oosting H, et al. Within-subject variability of differences between conventional and automated blood pressure measurements in pregnancy. Eur J Obstet Gynecol Reprod Biol. 1998;80:79-84.

Lindholm LH, Carlberg B, Samuelsson O. Should beta blockers remain first choice in the treatment of primary hypertension? A meta-analysis. Lancet. 2005;366:1545-53.

Maki DD, Ma JZ, Louis TA, et al. Long-term effects of antihypertensive agents on proteinuria and renal function. Arch Intern Med. 1995;155:1073-80.

Neter JE, Stam BE, Kok FJ, et al. Influence of weight reduction on blood pressure: a meta-analysis of randomized controlled trials. Hypertension. 2003;42:878-84.

Podymow T, August P. Update on the use of antihypertensive drugs in pregnancy. Hypertension. 2008;51:960-9.

Prevention of stroke by antihypertensive drug treatment in older persons with isolated systolic hypertension. Final results of the Systolic Hypertension in the Elderly Program (SHEP). SHEP Cooperative Research Group. JAMA. 1991;265:3255-64.

Staessen JA, Fagard R, Thijs L, et al. Randomised double-blind comparison of placebo and active treatment for older patients with isolated systolic hypertension. The Systolic Hypertension in Europe (Syst-Eur) Trial Investigators. Lancet. 1997;350:757-64.

Tight blood pressure control and risk of macrovascular and microvascular complications in type 2 diabetes: UKPDS 38. UK Prospective Diabetes Study Group. BMJ. 1998;317:703-13.

Turnbull F, Neal B, Ninomiya T, et al. Effects of different regimens to lower blood pressure on major cardiovascular events in older and younger adults: meta-analysis of randomised trials. BMJ. 2008;336:1121-3.

Hoofdstuk 6

De Grauw WJC, Kaasjager, HAH, Bilo HJG, et al. Landelijke Transmurale Afspraak Chronische nierschade. Huisarts Wet 52(12): 586-97.
Frijling B, Boer, J den. NHG-praktijkhandleiding Diabetes mellitus type 2. Utrecht: Nederlands Huiartsen Genootschap; 2002.
Glimmerveen F, van Gunst S. Competentieprofiel en eindtermen Praktijkondersteuner. Utrecht: Landelijke Huisartsen Vereniging; 2010
Houweling ST, Kleefstra N, Ballegooie E van, et al. Taakverschuivingen in de eerstelijns diabeteszorg, een enquête onder ruim vierhonderd praktijkondersteuners. Huisarts Wet. 2006;49:3.
Legemaate, J. Ondersteuning in de huisartspraktijk: juridische aspecten. Ned Tijdschr Geneeskd. 2008;152:23.
NHG-standaard Cardiovasculair risicomanagement. Houten: Bohn Stafleu van Lochem;2006
NHG-standpunt: Zorg voor patiënten met een veel voorkomende chronische aandoening in de eerste lijn, 27-04-2005 (copyright NHG).
Multidisciplinaire Richtlijn Cardiovasculair Risicomanagement. Utrecht: Kwaliteitsinstituut voor de Gezondheidszorg CBO; 2006.
NVDA. In het kader van de wet. Utrecht: Nederlandse Vereniging van Doktersassistenten, 1999.
Verberk WJ, Kroon AA, Leeuw PW de. Praktische vragen bij het zelf meten van de bloeddruk. Ned Tijdschr Geneeskd. 2008;152:546-9.
Weijden T van der, Timmermans D, Wensing M. Praten over grote en kleine cardiovasculaire risico's. TPO 2007;2:9-13.
Wet BIG. Den Haag: Ministerie van VWS/Ministerie van Justitie; 1993.

Websites

Website www.minvws.nl - dossier Wet BIG.
Website www.wetten.overheid.nl (over de Geneesmiddelenwet).

Overig

Protocol HVZ Coöperatie Malint, versie 31-01-2008.

Uitwerking casuïstiek

2 Het meten van de bloeddruk

Casus 2.1
Bij deze patiënte werd op het spreekuur een verhoogde bloeddruk geconstateerd. Bij bloeddrukmeting thuis worden consistent te hoge bloeddrukwaarden gemeten die vergelijkbaar zijn met de gemiddelde waarde op het spreekuur. De conclusie bij deze patiënte luidt: hypertensie.

Casus 2.2
Deze patiënte heeft bij thuismeting hogere bloeddrukwaarden dan op het spreekuur. Van een echte gemaskeerde hypertensie is geen sprake omdat de diastolische bloeddrukwaarden op het spreekuur ook al licht verhoogd waren. De hogere waarden thuis kunnen veroorzaakt worden door het piekeffect van de medicatie: als deze 's ochtends voor het spreekuur wordt ingenomen, is het effect op de bloeddruk maximaal en kan een nog niet goed gereguleerde hypertensie worden gemist.
De conclusie bij deze patiënte luidt: hypertensie.

Casus 2.3
Deze patiënte heeft bij thuismeting duidelijk lagere waarden dan op het spreekuur. Het verschil tussen de spreekuurwaarden en de thuis gemeten waarden bedraagt meer dan 20 mmHg systolisch, dus er is sprake van een belangrijk wittejaseffect. De thuis gemeten bloeddrukwaarden zijn normaal, maar de patiënte heeft geen wittejashypertensie, omdat zij met verschillende antihypertensiva wordt behandeld. De grafiek toont een fraaie daling tussen de eerste en de tweede dag meten, een goede illustratie van de reden waarom we de eerste

dag altijd weggooien. Het is aan te bevelen de patiënte thuis de bloeddruk te laten blijven controleren om overbehandeling te voorkomen.
De conclusie bij deze patiënte luidt: optimaal ingestelde hypertensie met een wittejaseffect.

Casus 2.4

Bij deze patiënt is aan het verslag en in de grafiek duidelijk te zien dat de avondwaarden lager zijn dan de ochtendwaarden. Daarnaast is een duidelijk wittejaseffect waarneembaar. Het totale gemiddelde is echter te hoog. Het grote verschil tussen ochtend en avond kan te maken hebben met het tijdstip van medicatie-inname (in dit geval 's ochtends). Hierdoor is de bloeddruk 's avonds normaal, maar 's ochtends (vóór het innemen van de medicatie) te hoog. Een oplossing zou kunnen zijn om 's avonds een ander medicament bij te geven (bijv. lisinopril) of om de nifedipine retard op te hogen en naar de avond te verplaatsen.
De conclusie bij deze patiënt luidt: hypertensie met een wittejaseffect en vooral 's ochtends te hoge bloeddrukwaarden.

Casus 2.5

Deze patiënt heeft een aantal metingen niet kunnen doen (hij bleek op congres te zijn en is het meerdere keren vergeten), met als gevolg dat informatie over de bloeddruk maar op drie van de zeven meetdagen volledig is (dus minder dan de aanbevolen vijf meetdagen). Het is dus aan te bevelen de thuismeting te herhalen. In ieder geval valt op dat de bloeddruk vooral 's avonds te hoog is en de polsfrequentie zowel 's ochtends als 's avonds relatief hoog, ondanks het gebruik van metoprolol. Gezien de cardiale voorgeschiedenis en de hogere bloeddrukwaarden 's avonds kan de metoprolol het beste vervangen worden door een langer werkende bètablokker zoals metoprolol ZOC. Overigens zijn voor cardiaal belaste patiënten geen aparte streefwaarden voor thuismeting geformuleerd.
De conclusie bij deze patiënt luidt: hypertensie, suboptimale meting; herhaling van de thuismeting is wenselijk.

Casus 2.6

Deze patiënt heeft een verhoogde bloeddruk op het spreekuur, maar een (hoog-)normale bloeddruk tijdens de ambulante registratie (het

grijze gebied tussen de 130 en 135 mmHg wordt ook wel hoog-normaal genoemd). De meting is verder goed geslaagd: 98% is gelukt, dus ruim boven de vereiste 70%.
De conclusie bij deze patiënt luidt: wittejashypertensie.

Casus 2.7
De gemiddelde systolische bloeddruk overdag is te hoog (de bovengrens van 135 mmHg wordt consequent overschreden), maar veel minder hoog dan op het spreekuur (verschil > 20 mmHg systolisch). Er is dus sprake van hypertensie met een wittejaseffect. De bloeddruk 's nachts is optimaal met één uitschieter die niet in het dagboek vermeld staat.
De conclusie bij deze patiënte luidt: hypertensie met een wittejaseffect.

Casus 2.8
Er is een discrepantie tussen de spreekuurbloeddruk, die juist onder de grens van 140/90 mmHg zit, en het duidelijk verhoogde daggemiddelde tijdens ABPM. Met andere woorden, er lijkt sprake van gemaskeerde hypertensie. De bloeddruk is zowel overdag als 's nachts te hoog. 's Avonds en 's ochtends is er een duidelijke piek in de bloeddruk, waarover geen informatie was terug te vinden in het dagboek.
De conclusie bij deze patiënt luidt: gemaskeerde hypertensie.

Casus 2.9
De indicatie voor het onderzoek was duizeligheidsklachten bij uitgebreide bloeddrukverlagende medicatie. Er bleek sprake van een duidelijk wittejaseffect. De patiënt werd vervolgens bijgeregeld met behulp van zijn eigen metingen thuis. De duizeligheid is begrijpelijk, de patiënt is immers een aanzienlijk deel van de dag overbehandeld, met bloeddrukken lager dan 100 mmHg. Overigens is niet vermeld op welk moment hij zijn medicatie inneemt; in principe zou het hele profiel overdag ook nog kunnen worden verklaard doordat alle vier de middelen om 8.00 uur worden ingenomen, waardoor een uitgesproken medicatie-effect ontstaat dat tot ongeveer 20.00 uur aanhoudt.
De conclusie bij deze patiënt luidt: hypertensie, goed gecontroleerd met vier antihypertensiva, met een duidelijk wittejaseffect.

Casus 2.10
Bij analyse van de bloeddruk bleek sprake van een duidelijk verhoogde waarde overdag. De opvallende verhoging van de bloeddruk tussen 18.00 en 19.00 uur bleek het gevolg van pech onderweg! Maar ook buiten de periode met 'stress van het wachten op de wegenwacht' worden consequent te hoge waarden gevonden. Heftige stressreacties kunnen, soms langdurig, een verhoogde bloeddruk geven.
De conclusie bij deze patiënt luidt: hypertensie.

Casus 2.11
Dit is een interessante registratie. Voor een juiste interpretatie is wel een goed bijgehouden dagboek nodig. Te zien is een uitgesproken daling direct na de ochtendmedicatie, gevolgd door een enorme dip tijdens een middagslaapje. Als er aanwijzingen zijn voor orthostase, valt te overwegen een deel van de ochtendmedicatie naar een later tijdstip te verplaatsen. Overigens hoeft het middagslaapje niet opgenomen te worden in de nachtelijke periode als het behoort tot het normale 'activiteitenpatroon' gedurende de dag.
De conclusie bij deze patiënt luidt: hypertensie, goed ingesteld met vier antihypertensiva.

Casus 2.12
Deze patiënte heeft een uitgesproken wittejaseffect (blauwe balk). Haar daggemiddelde is ook na aftrek van het wittejaseffect nog te hoog. Zij gebruikt al vier antihypertensiva. Het is dus zaak nog eens na te gaan of patiënte alles goed inneemt en of er nog bijkomende factoren zijn die bloeddrukverhogend werken (NSAID-gebruik, alcohol, veel zout). Daarnaast dient een secundaire oorzaak van haar hypertensie te worden overwogen, zoals een nierarteriestenose.
De conclusie bij deze patiënt luidt: hypertensie, nog onvoldoende gereguleerd; opvallend wittejaseffect.

Casus 2.13
Bij deze patiënt is wederom een typisch wittejaseffect waarneembaar met daarbij een opvallende stressrespons tijdens een voetbalwedstrijd, aangegeven als de lichtblauwe balk. Naast het wittejaseffect is de bloeddruk zowel overdag als 's nachts te hoog. Een dergelijke stressreactie is overigens niet geheel ongevaarlijk. Tijdens de EK-

wedstrijden in juli 2008 zijn er beduidend meer mannen met acute hartklachten opgenomen dan in junimaanden zonder voetbaltoernooien.
De conclusie bij deze patiënt luidt: hypertensie met een opvallend wittejaseffect.

3 Hypertensie in de praktijk

Casus 3.1
Vraag 3.1 Wat is het cardiovasculaire risico van de heer V.?
Zijn risico is (na afronding) 3% om in tien jaar te overlijden aan een cardiovasculaire aandoening (volgens www.kiesbeter.nl ook 3%).
Zijn risico op cardiovasculaire sterfte en morbiditeit samen is 5%.

Casus 3.2
Vraag 3.2 Wat is het cardiovasculaire risico van mevrouw D.?
Haar risico is 7% om binnen tien jaar te overlijden aan een cardiovasculaire aandoening volgens de tabel en 6% volgens de risicometer. Haar risico op cardiovasculaire sterfte en morbiditeit samen is 13%.

Casus 3.3
Vraag 3.3 Wat is het cardiovasculaire risico van de heer H.?
Het risico is lastig uit de tabel af te leiden omdat de leeftijd, bloeddruk en cholesterolwaarden tussen de weergegeven categorieën in liggen. De meest realistische benadering wordt verkregen door de leeftijd te middelen of naar boven af te ronden: het gaat immers over het toekomstige risico op HVZ. De bloeddruk kan het beste naar beneden worden afgerond, daar deze dichter bij de 160 ligt dan bij de 180. Het cholesterol kan het beste naar boven worden afgerond. Het risico bedraagt, als gemiddeld wordt 13%, en 16% bij afronding van de leeftijd. Veel gemakkelijker is het om de risicometer op internet te gebruiken. Berekend met behulp van www.kiesbeter.nl bedraagt het cardiovasculaire sterfterisico 13% in tien jaar.

4 De behandeling van hypertensie

Casus 4.1
Vraag 4.1 Wat is het cardiovasculaire risico van deze patiënte? Bereken zowel het sterfterisico als het risico om een hart- en vaatziekte te krijgen.

Het sterfterisico is 8% in tien jaar (totaal cholesterol/HDL-ratio = 8,1 ~ afgerond 8, gemiddelde systolische bloeddruk van de twee metingen is 175 mmHg ~ afgerond 180 mmHg). Omdat zowel de leeftijd als de waarde voor de bloeddruk afgerond moet worden, is het veel gemakkelijker om de scoremeter te gebruiken op internet. In dat geval is het risico 9%. Het risico op het krijgen van een cardiovasculaire ziekte is volgens de tabel 14%.

Vraag 4.2 Wat zou u doen ten aanzien van de bloeddruk? Wat ten aanzien van het cholesterol?

Het valt op dat bij het achtereenvolgens meten van de bloeddruk thuis en op het spreekuur de waarden tussen de verschillende metingen fors verschillen (> 5 mmHg). Het zou best kunnen dat er in dit geval sprake is van een wittejaseffect. U zou bij deze patiënte een half uur de bloeddruk kunnen meten in een rustige kamer of haar de bloeddruk zelf thuis kunnen laten meten. Ten aanzien van het cholesterol lijkt vanwege het hoge cardiovasculaire risico en de afwijkende cholesterolwaarde behandeling met een statine (simvastatine 40 mg 1dd1 tab) geïndiceerd. Daarnaast heeft patiënte overgewicht en zou ze kunnen proberen door meer bewegen en een dieet af te vallen.

Vraag 4.3 Wat is uw conclusie?
Het is duidelijk dat er sprake is van een wittejaseffect, maar de bloeddruk is ook thuis nog niet optimaal gereguleerd. Gezien het hoge cardiovasculaire risico lijkt uitbreiding of ophoging van de medicatie gewenst, hoewel het gewichtsverlies op termijn ook een gunstig effect op de bloeddruk zou kunnen hebben. Aan de medicatie zou een calciumblokker (bijv. amlodipine 5 mg 1dd1 tab) of diureticum (bijv. hydrochloorthiazide 12,5 mg 1dd1 tab) kunnen worden toegevoegd. Daarnaast zou de losartan kunnen worden opgehoogd naar 50 mg 2dd1 tab. Ophogen van de bètablokker ligt minder voor de hand omdat de polsfrequentie al aan de lage kant is en bij hogere doses bètablokkade meer bijwerkingen worden gezien.

Casus 4.2
Vraag 4.4 Wat wilt u nog weten van deze patiënt?
U wilt weten of deze patiënt momenteel klachten heeft (pijn op de borst, kortademigheid, duizeligheid?). U wilt weten waarom hij is

aangekomen (minder bewegen, anders of meer eten?). U wilt weten of hij bijwerkingen ondervindt van de huidige medicatie en of het lukt deze dagelijks goed in te nemen.

Vraag 4.5 Wat zijn uw conclusies uit de informatie tot nu toe?
Zijn recente gewichtstoename wordt waarschijnlijk voor een groot deel veroorzaakt door het weinig bewegen uit angst voor zijn hart. Verder heeft hij zowel thuis als op het spreekuur een te hoge bloeddruk. Zijn medicatie zegt hij elke dag in te nemen en weet hij ook te benoemen. De kans is groot dat hij die ook daadwerkelijk gebruikt.

Vraag 4.6 Welke behandeling lijkt u aangewezen?
Patiënt lijkt een geschikte kandidaat voor een hartrevalidatieprogramma waarin hij onder begeleiding leert zich in te spannen. Gezien zijn nog niet goed ingestelde bloeddruk (streefwaarde < 130/80 mmHg!) lijkt uitbreiding van de medicatie noodzakelijk. De eerste keus is hierbij een ACE-remmer (bijv. lisinopril 10 mg 1dd1 tab).

5 Behandeling van specifieke groepen: casuïstiek

Casus 5.1
Vraag 5.1 Wat verandert er ten aanzien van het bloeddrukmeten tijdens de zwangerschap?
Tijdens de zwangerschap ondergaat de bloedcirculatie belangrijke veranderingen die worden veroorzaakt door een enorme toename in de doorbloeding van de placenta. Hierdoor ontstaat een hyperdynamische circulatie die zich kenmerkt door een toename in hartminuutvolume en een verlaging van de perifere weerstand. Het gevolg hiervan is dat vooral de diastolische bloeddruk gedurende de zwangerschap lager wordt. Deze verlaging van de diastolische en in mindere mate de systolische bloeddruk is het meest uitgesproken in het tweede trimester, de zogeheten zwangerschapsdip. Het gevolg van deze verandering in de bloedcirculatie is dat de bloeddruk gedurende de zwangerschap niet betrouwbaar kan worden vastgesteld met een automatische (oscillometrische) bloeddrukmeter. Het meten van de bloeddruk dient daarom handmatig (sfygmomanometrisch) plaats te vinden, tenzij er in de praktijk een voor de zwangerschap gevalideerde oscillometrische bloeddrukmeter beschikbaar is (hoofdstuk 2).

Net als bij een bloeddrukmeting bij niet-zwangeren kan het verschijnen (Korotkov I) en verdwijnen (Korotkov V) als systole en diastole worden genomen.

Vraag 5.2 Welke adviezen kunnen aan de patiënte worden gegeven om de bloeddruk te verlagen?
Zo lang een patiënte nog niet zwanger is, zijn leefstijladviezen gericht op vermindering van het gewicht en zoutgebruik aangewezen. Meer bewegen en een dieet gericht op het verminderen van het aantal calorieën en zoutgebruik kunnen de bloeddruk verlagen (zie hoofdstuk 4). Tijdens de zwangerschap wordt het volgen van een dieet ontraden omdat anders de groei van de foetus in gevaar zou kunnen komen. Een zoutbeperking kan daarentegen ook tijdens de zwangerschap worden voortgezet.

Vraag 5.3 Wanneer is bloeddrukverlagende medicatie aangewezen?
Om het risico op ernstige hypertensie tijdens de zwangerschap te verkleinen, wordt geadviseerd vrouwen met een zwangerschapswens en een bloeddruk ≥ 140/90 mmHg te behandelen met bloeddrukverlagende medicatie als leefstijladviezen onvoldoende effectief zijn. Hoe lang kan worden gewacht met het starten van medicamenteuze therapie is afhankelijk van de hoogte van de bloeddruk en het tijdstip waarop patiënten zwanger willen worden. Het is belangrijk om voor het begin van de zwangerschap de bloeddruk goed gereguleerd te hebben omdat het starten van bloeddrukverlagende therapie tijdens de zwangerschap de doorbloeding van de placenta en de foetus zou kunnen belemmeren. Tijdens de zwangerschap ligt de drempel voor het starten met bloeddrukverlagende medicatie daarom hoger.
Het is onzeker of behandeling van lichte (graad I) hypertensie bij zwangere vrouwen gunstig is voor de moeder. Medicamenteuze behandeling van de bloeddruk wordt daarom pas aangeraden als de bloeddruk tijdens de zwangerschap bij herhaling ≥ 160/100 mmHg is.

Vraag 5.4 Welke bloeddrukverlagende middelen zijn veilig tijdens de zwangerschap?
Voor de medicamenteuze behandeling van hypertensie gedurende de zwangerschap is methyldopa (Aldomet®) het middel van eerste keus. Methyldopa is het enige middel waarvan goed is vastgesteld dat schadelijke effecten op de foetus ontbreken tijdens gebruik in de zwan-

gerschap en gedurende de lactatieperiode, de periode waarin borstvoeding gegeven wordt. De begindosering is 2-3 dd 250 mg en kan afhankelijk van de bloeddruk verder worden opgehoogd naar 2-3 dd 500 mg. Als de bloeddruk hiermee nog steeds onvoldoende gereguleerd is, is het beter te combineren met andere antihypertensiva. De behandeling van hypertensie in de zwangerschap is samengevat in de richtlijn Chronische hypertensie in de zwangerschap van de Nederlandse Vereniging voor Obstetrie en Gynaecologie. Van langwerkende nifedipinepreparaten (nifedipine retard of OROS), labetalol en thiazidediuretica zijn tot op heden geen schadelijke effecten gemeld bij het gebruik in de zwangerschap of tijdens de lactatieperiode. Bij het gebruik van diuretica is waakzaamheid geboden als er sprake is van hyperemesis gravidarum (veelvuldig braken in de zwangerschap) vanwege het risico op (ernstige) hypokaliëmie. Het (tijdelijk) staken van de diuretica bij vrouwen die last hebben van veelvuldig braken dient dan ook te worden overwogen. Het gebruik van ACE-remmers, en waarschijnlijk ook ARB's en directe renineremmers, tijdens de zwangerschap, is absoluut gecontra-indiceerd omdat zij een verhoogd risico geven op het ontstaan van aangeboren afwijkingen. ACE-remmers, ARB's en directe renineremmers dienen dan ook gestopt te worden bij vrouwen met een zwangerschapswens.

Casus 5.2
Vraag 5.5 Welke acties onderneemt u ten aanzien van de bloeddruk?
Eerst dient te worden vastgesteld of er werkelijk sprake is van hypertensie. Daarom dient de bloeddrukmeting op het spreekuur ten minste nog eenmaal te worden herhaald. Een wittejashypertensie of wittejaseffect lijkt vaker voor te komen op oudere leeftijd. Anderzijds dient het nut van bloeddrukverlagende therapie bij oudere patiënten te worden afgewogen tegen het hogere risico op bijwerkingen. Het is daarom juist in deze groep waardevol om, als er geen fysieke of visuele beperkingen bestaan, aanvullende informatie te krijgen over de bloeddruk thuis.

Vraag 5.6 Is medicamenteuze behandeling van de bloeddruk bij deze oudere patiënt zinvol?
Behandeling van de bloeddruk blijkt ook bij oudere, overigens gezonde patiënten zeer zinvol. Het HYVET-onderzoek (HYpertension in the Very Elderly Trial) heeft laten zien dat het continueren of starten van behandeling van hypertensie bij patiënten boven de 80 jaar

zinvol en veilig is. Behandeling met het thiazideachtige diureticum indapamide, eventueel gecombineerd met de ACE-remmer perindopril, leidde in dit onderzoek tot een vermindering van het risico op een beroerte, hartfalen en overlijden. Het aantal bijwerkingen, waaronder orthostatische hypotensie, was niet toegenomen in de behandelde groep. De bloeddruk vóór behandeling moest in het HYVET-onderzoek 160 mmHg systolisch of hoger zijn. Bij de behandeling werd gestreefd naar een waarde van 140-150 mmHg systolisch. Deze streefwaarde ligt hoger dan wat in de multidisciplinaire richtlijn *Cardiovasculair risicomanagement* wordt geadviseerd en werd bovendien in dit onderzoek gemiddeld niet gehaald. Hoewel behandeling van hypertensie tot op hoge leeftijd zinvol lijkt, is dus nog geen bewijs geleverd dat behandeling van lichte (graad I) hypertensie (140-160 mmHg systolisch) bij patiënten ouder dan 80 jaar is aangewezen. Op dit moment staat dus nog niet met zekerheid vast – maar is wel aannemelijk – dat bij ouderen boven de 80 jaar behandeling van geïsoleerde systolische hypertensie bij een bloeddruk onder de 160 mmHg gunstig is en dat het behalen van de streefwaarde (< 140 mmHg systolisch) hart- en vaatziekten helpt voorkomen.

Vraag 5.7 Welke bloeddrukverlagende medicatie zou u voorschrijven?
Bij de behandeling van oudere patiënten met hypertensie vormen thiazidediuretica het middel van eerste keuze, gevolgd door calciumantagonisten. Deze middelen lijken bij ouderen effectiever in het verlagen van de bloeddruk dan ACE-remmers. Voor bètablokkers zoals atenolol en metoprolol is aangetoond dat zij bij ouderen minder effectief zijn in het voorkomen van beroertes dan andere bloeddrukverlagende middelen. Het voorschrijven van thiazidediuretica is bij de patiënte uit deze casus minder aantrekkelijk vanwege het gebruik van een SSRI. SSRI's kunnen in combinatie met thiazidediuretica ernstige hyponatriëmie geven, vooral bij oudere vrouwen (zie paragraaf 4.3.4 over interacties). Een calciumblokker (bijv. amlodipine 5 mg) zou in dit geval het middel van keuze zijn. Een alternatief is om na te gaan of de paroxetine gestaakt zou kunnen worden.

Vraag 5.8 Hoe snel zou u de medicatie bij deze oudere patiënte uitbreiden als de bloeddruk onvoldoende gecontroleerd blijft?
Eerder onderzoek heeft laten zien dat snellere controle van de bloeddruk bij hypertensieve patiënten met een gemiddelde leeftijd van 67 jaar het risico op een beroerte meteen doet afnemen, maar niet ge-

paard gaat met een hoger risico op het ontwikkelen van duizeligheidsklachten of wegrakingen. Daarnaast treden eventuele bijwerkingen vaak in de eerste dagen tot weken na het starten van de behandeling op. Het is dus raadzaam om ook bij ouderen te trachten snel op de streefwaarde te komen door verder optitreren of uitbreiden van de medicatie. De richtlijn *Cardiovasculair risicomanagement* adviseert bij onvoldoende effect uit te wijken naar een ander middel, omdat ophogen van hetzelfde middel eerder tot bijwerkingen kan leiden dan het starten van een (lage dosering van een) ander middel. Zelfcontrole van de bloeddruk kan daarbij waardevol zijn om overbehandeling en het onnodig optreden van bijwerkingen of orthostatische klachten te vermijden.

Casus 5.3
Vraag 5.9 Wat is de BMI van deze patiënt?
De BMI (of body-mass index) wordt berekend door het gewicht te delen door de lengte in het kwadraat. Dit kan met een rekenmachine of met behulp van verschillende internetadressen, waaronder www.nhlbisupport.com/bmi/ en www.diabetes2.nl/diabetes2/diacalc/. De BMI bij deze patiënt is 30,4 kg/m^2.

Vraag 5.10 Wat is het cardiovasculaire risico van deze patiënt?
Globaal is het risico op hart- en vaatziekten bij patiënten met DM2 ongeveer twee- tot driemaal hoger dan bij patiënten zonder diabetes. Vanwege het hoge risico op hart- en vaatziekten komt iedereen met diabetes mellitus in aanmerking voor bloeddrukbehandeling en cholesterolverlaging bij afwijkende waarden. In tegenstelling tot patiënten met hart- en vaatziekten is het bij patiënten met DM2 niet bewezen effectief om een bloedverdunner (bloedplaatjesremmer) aan de medicatie toe te voegen.

Vraag 5.11 Wat is de geschatte creatinineklaring (GFR) bij deze patiënt? (gebruik hierbij de cockcroft-gaultformule en bereken de MDRD (zie www.diabetes2.nl/diabetes2/diacalc/). De creatinineklaring bij deze patiënt is volgens de cockcroft-gaultformule 72 ml/min en dus licht verlaagd. Volgens de MDRD is de klaring 50 ml/min.

Vraag 5.12 Welke leefstijladviezen geeft u?
Gewichtsverlies is zowel goed voor de bloeddruk als voor controle van de diabetes. Een gewichtsafname van 1 kg resulteert in een ge-

middelde bloeddrukverlaging van iets meer dan 1 mmHg systolisch en iets minder dan 1 mmHg diastolisch. Verder kan gewichtsreductie de noodzaak tot het uitbreiden van orale antidiabetica of het starten van insuline uitstellen.

Vraag 5.13 Welke streefwaarde voor de bloeddruk houdt u aan?
Bij patiënten met diabetes leidt stringente controle van de bloeddruk tot een vermindering van het risico op hart- en vaatziekten en van het risico op verergering van diabetische retinopathie of nefropathie. De behandeldrempel en streefwaarde voor de bloeddruk ligt dan ook lager bij patiënten met diabetes mellitus, namelijk onder de 130/80 mmHg (zie hoofdstuk 4).

Vraag 5.14 Welke bloeddrukverlagende behandeling start u?
Bij patiënten met diabetes mellitus en eiwitverlies in de urine heeft een ACE-remmer (of als deze niet verdragen wordt een ARB of renineblokker) de voorkeur om (verder) nierfunctieverlies te voorkomen. Bij patiënten met een GFR < 60 ml/min of > 1 gram eiwitverlies in de urine is er zelfs een indicatie om ongeacht de hoogte van de bloeddruk te starten met een ACE-remmer om de proteïnurie te verminderen en verder nierfunctieverlies te voorkomen. Bij patiënten met een GFR < 60 ml/min moet na het starten van de behandeling met een ACE-remmer zowel het kalium als het creatinine na twee weken worden gecontroleerd. Dit wegens het risico op hyperkaliëmie en een belangrijke verhoging van het creatinine (meestal gedefinieerd als een verhoging van meer dan 30% ten opzichte van de uitgangswaarde). Mede door de strengere streefwaarden zijn bij patiënten met DM2 bijna altijd meerdere bloeddrukverlagende geneesmiddelen nodig om de bloeddruk te controleren. Hoewel dit in de richtlijn *Cardiovasculair risicomanagement* niet wordt aanbevolen, kan in dit geval worden overwogen om direct te starten met een combinatie van twee antihypertensiva gezien de hoogte van de bloeddruk. Snel combineren is effectiever in het verlagen van de bloeddruk en zorgt voor minder bijwerkingen dan het ophogen van één enkel bloeddrukverlagend medicijn. In de recente ACCOMPLISH-studie bleek de gefixeerde dosiscombinatie van een calciumantagonist en een ACE-remmer beter dan de combinatie van een ACE-remmer en een thiazidediureticum in het verlagen van de bloeddruk en de primaire uitkomstmaat fatale en niet-fatale cardiovasculaire aandoeningen. Het voordeel bleek vooral aanwezig bij patiënten met diabetes mellitus (60% in de

ACCOMPLISH-studie). Gezien het gevonden voordeel kan bij deze patiënt met graad-II-hypertensie en diabetes mellitus worden overwogen om direct te starten met een combinatie van een ACE-remmer en een calciumblokker.

6 De rol van de praktijkondersteuner

Casus 6.1

Vraag 6.1 Welke risicofactoren zijn aanwezig bij dhr. K?
De volgende risicofactoren zijn aanwezig bij dhr. K:
- roken;
- een belaste familieanamnese op het gebied van HVZ, omdat zijn broer op een leeftijd jonger dan 60 jaar een CABG heeft gehad;
- verhoogde tensie;
- verhoogd cholesterolgehalte;
- overgewicht.

Vraag 6.2 Welk beleid zou u willen inzetten in de situatie bij dhr. K?
Zoals duidelijk wordt uit de tekst, is het eerst van belang om zijn cardiovasculaire risico te bespreken. Dit staat uitgewerkt in de tekst. De hoeksteen van de behandeling betreft ten eerste niet-medicamenteuze adviezen. U kunt hem vertellen dat het stoppen met roken de kans op HVZ vermindert, vooral in de eerste twee à drie jaar. Daarnaast moet er aandacht zijn voor de voeding en het gewicht. Vanwege het verhoogde cardiovasculaire risico, dat ook na het stoppen met roken blijft bestaan, is het te overwegen om tevens te starten met een antihypertensieve en/of cholesterolverlagende medicatie.
Het is zaak om de patiënt bij het beleid te betrekken.

Casus 6.2

Vraag 6.3 Waaruit blijkt dat mevrouw Z. gemotiveerd is om te stoppen met roken?
Mevrouw Z. vertelt aan u dat ze graag wil stoppen met roken om een betere lichamelijke conditie te krijgen. Daarnaast wil ze graag haar kleinkinderen zien opgroeien. Ook is ze recent minder sigaretten per dag gaan roken. Mevrouw Z. heeft dus kennelijk nagedacht over het stoppen met roken, ze lijkt zich meer bewust van de voordelen van het stoppen met roken.

Vraag 6.4 *Zou u, als u mevrouw Z. als patiënt had, haar nu een stopadvies geven?*
Het hangt van een aantal factoren af, of u daadwerkelijk een stopadvies aan mevrouw kunt geven. Uit deze casus blijkt dat mevrouw Z. wel heeft nagedacht over het stoppen met roken. Een goed moment dus, om het stoppen met roken bespreekbaar te maken. Concrete stopadviezen en afspraken zijn nu nog niet te maken. Daarvoor zullen eerst de mogelijke barrières (zoals mogelijke terugval tijdens de vakantie) besproken moeten worden.

Vraag 6.5 *Wat zou u verder nog met haar afspreken?*
Geef mevrouw Z. informatie over het stoppen met roken. Leg duidelijk uit welke behandeling en adviezen u haar kunt geven. Daarnaast is het goed om uw rol uit te leggen en wat mevrouw van u kan verwachten. Het is zinvol om haar verder te laten nadenken over haar motivatie en barrières. Laat mevrouw de voor- en nadelen van het stoppen met roken opschrijven. Gezien het vermoeden van mogelijke terugval tijdens de vakantie, zou u een vervolgafspraak kunnen maken voor vlak na de vakantie. Dan kan ze op dat moment vol goede moed een concreet plan met u maken, als ze voldoende gemotiveerd is.

Casus 6.3

Vraag 6.6 *Mogen de artsen in dit geval de opdracht delegeren?*
Het instellen van insuline bij diabetespatiënten valt onder de voorbehouden handelingen omdat het een injectie betreft. Deze handeling mag worden gedelegeerd aan een praktijkondersteuner, maar hierbij moeten we wel de bij voorbehouden handelingen geldende voorwaarden in acht nemen.
Er wordt gesteld dat de huisarts er zeker van moet zijn dat de praktijkondersteuner beschikt over de benodigde kennis en vaardigheden. De huisarts blijft immers eindverantwoordelijk. Uit de casus blijkt dat Mirjam momenteel geen diabeteszorg verricht in de praktijk. De huisartsen mogen er dus niet zomaar van uitgaan dat er op dit moment genoeg kennis en vaardigheden aanwezig zijn. In dit geval is het niet aan te raden om de opdracht te delegeren.

Vraag 6.7 Is Mirjam bekwaam?
Nee, Mirjam is op dit moment niet bekwaam om deze opdracht goed uit te voeren. Het ontbreekt haar aan voldoende kennis en vaardigheden. Eerst zal aan alle voorwaarden moeten worden voldaan.

Vraag 6.8 Welke suggesties zouden kunnen worden gedaan?
Een advies is om met de huisartsen in gesprek te gaan. Zijn er mogelijkheden om genoeg kennis en vaardigheden op te doen? Is er voldoende tijd voor? Zijn er andere mogelijkheden?
Wil Mirjam bekwaam worden voor het instellen op insuline, dan zal ze een bijscholing/training moeten volgen. Daarnaast moet ze haar kennis en vaardigheden onderhouden, door het instellen van een minimum aantal patiënten. In de praktijk mag een duidelijk protocol, waarin werkafspraken eenduidig en schriftelijk zijn vastgelegd, uiteraard niet ontbreken.

Bijlage 1 Overzicht belangrijkste antihypertensiva

Tabel 1 De meest voorgeschreven antihypertensiva en hun gebruikelijke doseringen.

antihypertensivum	klasse	soort	dosis	frequentie
diuretica	thiaziden en thiazideachtigen	hydrochloorthiazide	12,5-25	1
		chloorthalidon	12,5-25	1
	lisdiuretica	furosemide retard	60	1
	kaliumsparende diuretica	amiloride	5-20	1
		triamtereen	50-75	1
		spironolacton	12,5-50	1
		eplerenon	25-100	1
bètablokkers	bèta-1-electief	atenolol	25-100	1
		metoprolol retard	50-100	1
		nebivolol	2,5-10	1
		bisoprolol	5-20	1
		carvedilol	6,25-25	1-2
		labetalol	200-400	2-3
	centraal werkend	alfa-methyldopa	250-750	2-3
		clonidine	0,1-0,3	2
alfa-blokkers		doxazosine	4-8	1-2
calciumblokkers	non-dihydropyridine	verapamil SR	120-240	1-2
		diltiazem retard	180-360	1
	dihydropyridine	nifedipine retard	30-60	1-2 d
		amlodipine	2,5-10	1
		lercanidipine	10-20	1
		barnidipine	10-20	1

Bijlage 1 Overzicht belangrijkste antihypertensiva

antihypertensivum	klasse	soort	dosis	frequentie
ACE-remmers		captopril	25-50	2-3
		enalapril	5-20	1-2
		lisinopril	5-20	1-2
		benazepril	10-40	1
		ramipril	2,5-10	1
		quinapril	10-40	1
		trandolapril	1-4	1
		perindopril	1-8	1
angiotensinereceptorblokkers		losartan	25-100	1-2
		valsartan	40-320	1
		irbesartan	75-300	1
		candesartan	4-32	1
		telmisartan	20-40	1
		eprosartan	400-800	1
		olmesartan	20-40	1
renineremmers		aliskiren	150-300	1
directe vaatverwijders		hydralazine	25-50	2
		minoxidil	10-50	1-2

Tabel 2 Belangrijkste contra-indicaties voor het gebruik van bepaalde antihypertensiva.

conditie	niet geven	geen voorkeur	voorkeur
zwangerschap	ACE-remmer, ARB, DRB	diureticum	*eerste keus:* α-methyldopa; *tweede keus:* nifedipine retard/ OROS of labetalol
ernstig astma of COPD	bètablokker		ACE-remmer, niet hartslagvertragende calciumblokker – amlodipine, nifedipine retard –, diureticum; *als hartslagvertraging gewenst:* diltiazem of verapamil
PQ-interval > 0,24 sec, tweede- of derdegraads AV-blok, bradycardie, sick-sinussyndroom (zie tekst)	bètablokker, hartslagvertragende calciumblokkers (verapamil, diltiazem)		ACE-remmer, calciumblokker – amlodipine, nifedipine retard –, diureticum
hartfalen	hartslagvertragende calciumblokkers (verapamil, diltiazem)		
raynaud-klachten, 'winterhanden of -tenen'		bètablokker	niet-hartslagvertragende calciumblokker (nifedipine retard, amlodipine); *als hartslagvertraging gewenst:* diltiazem, verapamil of bètablokker met vaatverwijdende eigenschappen (nebivolol, carvedilol)
nierfunctiestoornissen (GFR< 30/min)		*renaal geklaarde antihypertensiva:* atenolol, bisoprolol, celiprolol en sotalol	*niet-renaal geklaarde antihypertensiva:* metoprolol, carvedilol, nebivolol of dosisvermindering
		verapamil	diltiazem
		verminderd werkzaam: thiazidediuretica	*alternatief:* lisdiuretica
jicht		diureticum	losartan, andere ARB of ACE-remmer *als diureticum gewenst:* combineren met losartan

Tabel 3 Belangrijkste interacties naar antihypertensieve klasse.

geneesmiddel	interactie	gevaar	actie
ACE-remmer	NSAID's	nierfunctiestoornissen	NSAID's stoppen of vervangen
	kaliumsparende diuretica (triamtereen, amiloride, spironolacton, eplerenon), ARB of DRB	hyperkaliëmie	kaliumsparend diureticum stoppen als ACE-remmer wordt voorgeschreven, alleen combineren met ARB bij speciale indicaties*; kalium controleren!
bètablokkers: – metoprolol, nebivolol – carvedilol	– SSRI's, cimetidine, sertraline, ritonavir en terbinafine – cimetidine, ketoconazol, fluoxetine, erytromycine, haloperidol en verapamil	verhoging bloedspiegel bètablokker - vertraging hartslag	dosisreductie bij hartfrequentie < 60/min.
calciumblokkers (met name nifedipine, felodipine)	grapefruitsap, ritonavir, itraconazol, ketoconazol, claritromycine, erytromycine, cimetidine	verhoging bloedspiegel calciumblokker - hypotensie	vermijden gebruik grapefruitsap, evt. dosisreductie of switch naar amlodipine
thiazidediuretica	SSRI's	hyponatriëmie (bij ouderen)	controle natrium en kalium
	lithium	verhoging lithiumspiegel	controle lithiumspiegel

* Indicaties voor het gelijktijdig gebruik van een ACE-remmer of ARB/kaliumsparend diureticum zijn hartfalen en persisterende proteïnurie > 1 gram/24 uur ondanks ACE-inhibitie bij een optimale bloeddruk (< 130/80 mmHg).

Tabel 4 Belangrijkste bijwerkingen naar antihypertensieve klasse.

geneesmiddel	bijwerking	beleid
ACE-remmer	prikkelhoest (10%)	andere renine-angiotensineblokker: ARB of renineremmer
	angio-oedeem (0,5%)	ander antihypertensivum (calciumblokker, diureticum, bètablokker)
bètablokker	vermoeidheid	dosisreductie
	depressie, slaapstoornissen	andere bètablokker: atenolol
	koude handen en voeten	andere bètablokker: nebivolol, carvedilol
calciumblokker	enkeloedeem (10-30%)	dosisreductie, 's avonds doseren of combineren met een ACE-remmer of ARB
	enkeloedeem of gingivahyperplasie	andere calciumblokker: lercanidipine, barnidipine
diuretica	spierpijn/krampen	dosisreductie + kalium controleren; indien alleen bij sporten, overweeg dosis overslaan
	erectiestoornissen	ander antihypertensief middel (ACE-remmer, calciumblokker)

Bijlage 2 Instructie 24 uurs bloeddrukmeting

Instructie 24 uurs ambulante bloeddrukmeting (ABPM)

Met behulp van een bloeddrukmeter wordt de bloeddruk gedurende 24 uur gemeten. De monitor wordt geprogrammeerd om de bloeddruk op de volgende manier te meten: overdag (6.00-22.00 uur) iedere 15 minuten en 's nachts (22:00-6:00 uur) iedere 30 minuten.
U houdt de meter 24 uur om en dient deze niet zelf af te koppelen. U kunt weer douchen als de 24 uurs bloeddrukmeting is afgerond.
Voor een goede 24 uurs bloeddrukmeting is het belangrijk om op de volgende dingen te letten: de arm waaraan gemeten wordt dient tijdens de meting ondersteund te worden met uw andere arm zodat u uw arm volledig kunt ontspannen. Probeer uw arm zo stil mogelijk te houden en praat niet. Dit alles natuurlijk indien mogelijk. Als de bloeddrukmeter niet goed heeft kunnen meten, dan zal deze de meting binnen enkele minuten herhalen.

Tijdens de meting vragen wij u een dagboek bij te houden. Hierin dient u te noteren wanneer u gaat slapen en wanneer u ontwaakt. Tevens vragen we u duidelijk bij te houden welke activiteiten u tijdens de metingen uitvoert en op welk tijdstip u uw medicatie inneemt (naam van het geneesmiddel en dosering).

Naam:

Geboortedatum:

Patiëntennummer:

aanvrager/studie: datum: tijd:

arm: links/rechts   maat band: small/medium/large

lengte: gewicht: .....kg

beroep: gewerkt: ja/nee

	Spreekkamermeting:		Spacelabmeting:	
1.	..../.... mmHg	... bpm	..../.... mmHg	... bpm
2.	..../.... mmHg	... bpm	..../.... mmHg	... bpm
3.	..../.... mmHg	... bpm	..../.... mmHg	... bpm

Medicatie:	Dosering per dag:	Medicatie:	Dosering per dag:
Naam		**Naam**	

Tijd	Activiteit	Tijd	Activiteit

Tijd	Activiteit	Tijd	Activiteit

Hoe goed slaapt u meestal? goed/redelijk/matig/slecht
Hoe hebt u vannacht geslapen? goed/redelijk/matig/slecht

Na 24 uur thuis afkoppelen: ja/nee	graag om ...... uur afkoppelen

Indien ja, tijdstip van afkoppelen: ...... uur

- Maak de slang los.
- Haal de monitor uit het hoesje.
- Zet het apparaat af.
- Doe de band af.
- Noteer de tijd van het afkoppelen op dit formulier en hoe u vannacht hebt geslapen.

Bijlage 3 Thuis bloeddruk meten

Uw arts heeft u gevraagd om thuis uw bloeddruk te meten. Hiervoor hebt u een bloeddrukmeter van ons te leen gekregen. Met deze meter kunt u zelf uw bloeddruk meten. *U meet tweemaal achter elkaar 's morgens (na het plassen) en tweemaal achter elkaar 's avonds net voor u gaat slapen.* U meet zeven dagen achter elkaar. Alle getallen schrijft u op, dat wil zeggen bovendruk, onderdruk en hartslag. Die getallen zijn na elke meting te zien in het venster van de bloeddrukmeter. *Meet alleen uw eigen bloeddruk.*

Het meten van de bloeddruk

- Haal de meter uit het hoesje en stop het slangetje van de band in het ventiel aan de linker zijkant van de meter. Leg de lijst klaar zodat u de resultaten direct kunt opschrijven. Ga ontspannen aan tafel zitten, voeten naast elkaar op de grond. Zorg ervoor dat u uw arm ontspannen op de tafel kunt laten rusten, met de band ongeveer op harthoogte.
- Wacht een paar minuten.
- Zorg dat er geen knellende kleding zit om de bovenarm waaraan u gaat meten. Doe de band om de arm waarmee u niet schrijft.
- Zorg dat de band ongeveer 3 cm boven de elleboogplooi zit, met het slangetje aan de binnenkant van uw arm. Maak de band stevig vast met het klittenband. De band moet niet te los en niet te vast zitten.
- Zet de meter aan door op de aan/uit-knop te drukken. De meter gaat nu meten.
- Als de meting klaar is, verschijnen op het scherm drie getallen (SYS, DIA en PULSE). Deze drie getallen moet u – met datum en tijdstip – op de lijst invullen.

- Als de getallen van het scherm verdwijnen, verricht u nog een tweede meting, door op de aan/uit-knop te drukken.
- Soms mislukt een meting. U ziet dan 'ERR' in het venster verschijnen. Kijk of de band goed zit en meet opnieuw.

Medicatielijst

Medicatie die u dagelijks inneemt, zet u op medicatielijst, met het tijdstip van inname.

Dagboek

In het dagboek houdt u deze week kort bij wat u gedaan hebt. Bijvoorbeeld van hoe laat tot hoe laat u gewerkt en/of geslapen hebt.

Het inleveren van de meter

Als u de meter meekrijgt, wordt er een afspraak gemaakt wanneer u hem weer terugbrengt. De metingen worden dan verwerkt en bij de volgende afspraak met uw arts op de polikliniek hoort u de resultaten.

Wat levert u allemaal in:
- meter in hoesje met de band erbij;
- lijst met bloeddrukuitslagen;
- dagboek en medicijnlijsten.

Bij problemen of vragen kunt u tijdens kantooruren bellen met: ......
U kunt ook een email sturen naar: ......

Band: standaard/groot
Arm: links/rechts
Soort meter: ....
Aanvrager:....................

Handelen bij hypertensie

S:

D:

P:

S:

D:

P:

Datum		Ochtend				Avond			
		Tijd	SYS	DIA	Pols	Tijd	SYS	DIA	Pols
	1e								
	2e								
	1e								
	2e								
	1e								
	2e								
	1e								
	2e								
	1e								
	2e								
	1e								
	2e								
	1e								
	2e								

Gemiddelde   Ochtend: Avond: Totaal:

Bijlage 3 Thuis bloeddruk meten

Naam			Geboortedatum		Pnt nummer
Datum	tijd	Medicijn		Aantal pillen	Dosering

Naam		Geboortedatum	Pnt nummer
Datum	Activiteit		

Adviesraad

Iris van Gijtenbeek
Praktijkondersteuner in huisartsenpraktijk 't Veen te Hattem
Expertise: CVRM, Astma en COPD en Stoppen met roken

Jacolien Potkamp
Praktijkondersteuner in huisartsenpraktijk De Hof van Blom te Hattem
Expertise: Diabetes, CVRM en Astma en COPD

Georgette Tijs
Praktijkondersteuner in Huisartsenpraktijk Bergerhoef te Alkmaar
Expertise: Astma en COPD en Diabetes

Fiona Willemsen
Praktijkondersteuner in Medisch Centrum Oud-West te Nijmegen
Expertise: Diabetes, CVRM en Stoppen met roken

Register

aanbevolen hoeveelheden 119
aansprakelijkheid 186
ACE-remmers 124, 133
adrenaline 16
alcoholconsumptie 122
ambulante bloeddrukmeting 67
–, aansluitprocedure 70
–, analyse 73
anamnese 169
aneurysma 38
angio-oedeem 133
angiotensine II 17, 124
angiotensineconverterend enzym (ACE) 21
antihypertensiva 113, 123
ARB's 124, 133
arteriolen 14
arteriolosclerose 31, 37
astma 131
atherosclerose 30
atherosclerotische plaque 30

beroerte 33
Bevoegdheidsregeling voorbehouden handelingen 186
beweegadvies 175
bloeddruk 13
–, indeling 26
–, streefwaarden 113
bloeddrukmeter
–, aansluitprocedure 70
–, pols- 57
–, voor thuismeting 57
bloeddrukmeting 42, 86
–, 24 uurs 67

–, ambulante 67
–, auscultatoire 50
–, indicatie voor 89
–, instructie 71
–, oscillometrische 53
–, principes 43
–, thuis 54
body-mass index (BMI) 96, 116
boezemfibrilleren 37, 85
bètablokkers 124, 134

calcium 121
calciumantagonisten 124, 135
cholesterol 97
cockcroft-gaultformule 99
contra-indicaties 129
controlefrequentie 136
COPD 131
creatinine 98
Cushing, syndroom van 95, 97
CVA 33

dag-nachtverschil 45, 86
dagboek 72
dementie 36
depressie 134
diabetes mellitus 160, 181
diabetische nefropathie 104
diabetische retinopathie 104
diastole 22
dipping 75
DRB's 124, 133
drop 95

eiwit 98

embolie 31
enkeloedeem 135
erectiestoornissen 136

fatty streaks 30
feedback 147
gedragsverandering 146
 –, follow-upfase 150
geneesmiddeleninteracties 129, 132
Geneesmiddelenwet 187
gezonde voeding 117, 175
gezondheidsadvisering 140, 156
gezondheidsadviserings- en zelfmanagementmodel 140
gingivahyperplasie 135
glomerulosclerose 37
glomerulus 17
glycyrizzinezuur 95

hartfalen 35
hartritmestoornissen 37
hersenbloeding 33
herseninfarct 33
hormonen 16
huisarts, overleg met de 183
hyperemesis gravidarum 205
hypertensie 24
 –, en DM2 160
 –, essentiële 28
 –, gemaskeerde 49, 87
 –, grenswaarde 26
 –, in de zwangerschap 157, 162
 –, maligne 38
 –, mineralocorticoïde 28
 –, nachtelijke 75
 –, oorzaken 27
 –, ouderen 158
 –, risicofactoren 32
 –, secundaire 28
 –, voedingsadviezen 120
 –, wittejas- 47, 87
 –, zwangerschaps- 85, 87
hyponatriëmie 135

invulformulier risicoprofiel 170

jicht 132

kalium 97, 121
korotkov-tonen 51
kransvaten 35
kransvatlijden 35

labaanvragen 183
lacunair infarct 33
leefstijladviezen 114, 174
lichaamsvet 116
lichamelijk onderzoek 96
lichamelijke activiteit 121
linkerkamerhypertrofie 36, 97
links-rechtsverschil meting 42, 58
lipidenspectrum 97

magnesium 121
maligne hypertensie 38
manchetgrootte 46, 87
MDRD 99
mean arterial pressure 53
medicamenteuze behandeling 123
 –, ouderen 160, 205
 –, rol praktijkondersteuner 177
 –, zwangeren 204
medicatie
 –, bloeddrukverhogende 91
 –, instellen van 177
meetfouten 46
mentale simulatie 143
metabool syndroom 40
methyldopa 204
middelomtrek 116
motiverende gespreksvoering 142
motivering 142

nieren 17
non-dipping 45, 75
noradrenaline 16
normaalwaarden 59, 74
NSAID's 94

obstructief slaapapnoesyndroom (OSAS) 95
oedeem 35

orale anticonceptiva 91, 94
ouderen 158
overgewicht 115
overleg met de huisarts 183

papiloedeem 38
plaqueruptuur 30
polsbloeddrukmeter 57
polsdruk 23
praktijkondersteuner
–, functie 163
–, kennis en vaardigheden 166
–, taakomschrijving 163
–, verantwoordelijkheid en aansprakelijkheid 186
praktijkorganisatie 164
pre-eclampsie 85, 87, 157
prednison 94
preventie, primair en secundair 89
prikkelhoest 133
protocol maken 168
protocollair werken 168

Raynaud, syndroom van 132
renine 21
renine-angiotensine-aldosteronsysteem (RAAS) 20
reversed dipping 45, 75
richtlijn Cardiovasculair risicomanagement 88
risicoprofiel 90, 108, 169
–, anamnese 93
–, invulformulier 170
roken, stoppen met 175

Schijf van Vijf 117
SCORE 101
screening 90
sick-sinussyndroom 131
slaapstoornissen 134
SMART-aanpak 146
spierkrampen 136
SSRI's 134
stoppen met roken 175
streefwaarden 113
syndroom

–, sick-sinus 131
–, van Cushing 95, 97
–, van Raynaud 132
systole 22

therapieontrouw 150
therapietrouw 139
thiazidediuretica 125, 135
–, en lithium 136
thuismeetverslag 60
thuismeting 54
–, instructie 58, 59
–, interpretatie 59
TIA 33
titelbescherming 186
transvetten 118
trombus 31
tubuloglomerulaire feedback 20
turbulentie 51

vermoeidheid 134
vervolgafspraken 136, 181
verzadigde vetten 118
vetzuren 118
vezels 118
voor- en nadelenmatrix 143
voorbehouden handelingen 186
voorschrijfbevoegdheid 187
voorurine 17

weerstandsvaten 14
wet BIG 186
wittejaseffect 47, 87
wittejashypertensie 47, 87

zelfmanagement 140, 156
zelfmonitoren 147
zenuwstelsel, sympathisch 14
zoethoutthee 95
zoutinname 29, 95, 120
zoutuitscheiding 17
–, regulatie 21
zwangerschap 130
zwangerschapsdip 203
zwangerschapshypertensie 85, 87, 157

GPSR Compliance
The European Union's (EU) General Product Safety Regulation (GPSR) is a set of rules that requires consumer products to be safe and our obligations to ensure this.

If you have any concerns about our products, you can contact us on

ProductSafety@springernature.com

In case Publisher is established outside the EU, the EU authorized representative is:

Springer Nature Customer Service Center GmbH
Europaplatz 3
69115 Heidelberg, Germany

www.ingramcontent.com/pod-product-compliance
Lightning Source LLC
LaVergne TN
LVHW010257260326
834688LV00044B/1329